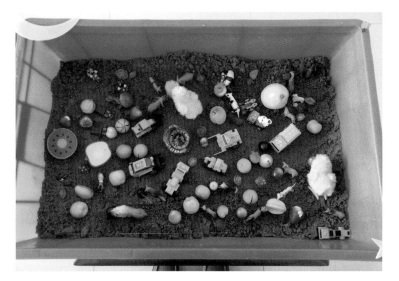

图2-1　10岁小男孩的作品

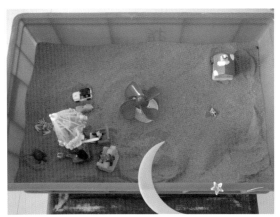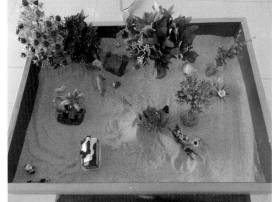

图3-2　8岁学习障碍男孩的第1次和第17次沙盘

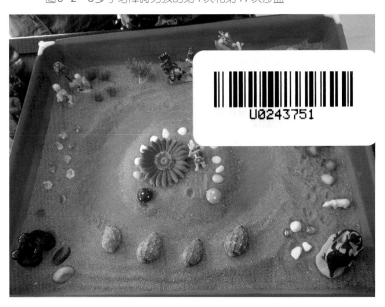

图3-3　统一与变化

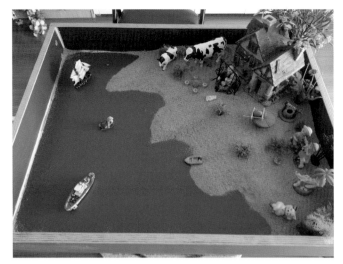

图3-4　对称与均衡

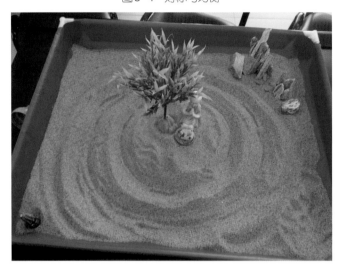

图3-5　节奏与韵律

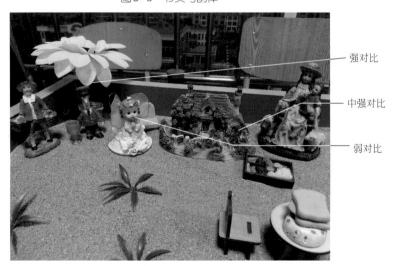

强对比

中强对比

弱对比

图3-6　色彩的对比

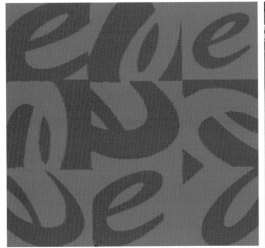
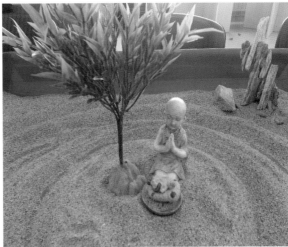

图3-7　同一调和

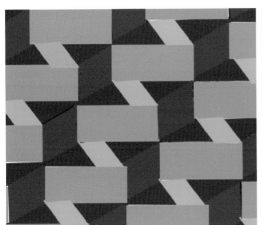
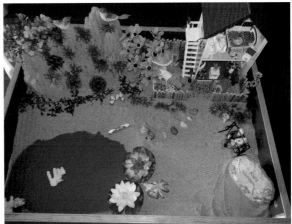

图3-8　近似色相调和

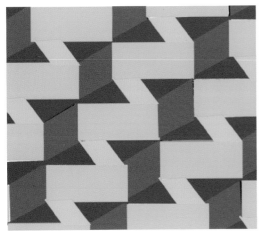
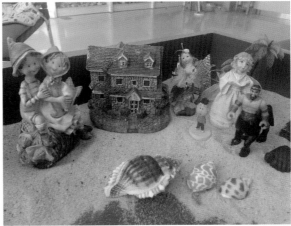

图3-9　近似明度调和

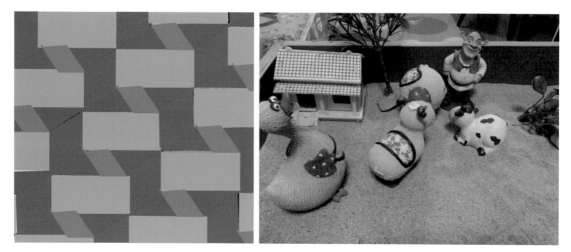

图3-10　近似纯度调和

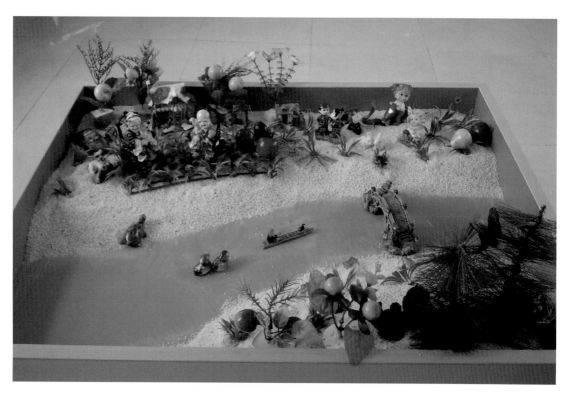

图3-11　色调的统一

沙盘中国之应用系列

沙盘师训练与成长 ——————

体验式团体沙盘心理技术实用教程

SHAPANSHI XUNLIAN YU CHENGZHANG

TIYANSHI TUANTI SHAPAN XINLI JISHU SHIYONG JIAOCHENG

刘建新　于晶　著

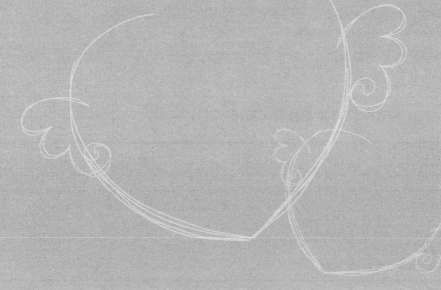

化学工业出版社

·北京·

这是一本沙盘师的学习过程和沙盘心理技术技能掌握的实用教科书，同时也是一本带领学习者在沙盘工作情境及生活情景中人格成长与发展的指导用书。

全书共分四章，前三章主要以初级、中级、高级的沙盘操作与体验为主，是为训练每一个想成为沙盘师的学习者只强调沙盘的"治愈功能"，树立"不分析、不解释、不评价、不判断、重感受、重陪伴"的工作态度，掌握从初级到高级的操作技能。这些操作与体验是以分析心理学、积极心理学和阳明心理学等理论作为支撑，并根据一个人心灵成长与发展的脉络而设计的，具有前后逻辑关系的操作步骤。如果想通过看书掌握这些操作步骤，也请从初级班的操作步骤开始练起，再逐步到高级班，并需进行大量的理论学习。实践—理论—再实践—再理论，这是学习与掌握体验式团体沙盘心理技术的基本思路，也是一个沙盘师成长的路径，没有捷径。

本书虽然是沙盘师从初级到高级的成长与训练，而我们也想通过强调在沙盘情境中及每天的生活中"感受"自己，认识自己，触摸与处理自己的"情结"，不断扩大自己的意识容器，以便促进自己人格的成长、发展和稳定。

图书在版编目（CIP）数据

沙盘师训练与成长——体验式团体沙盘心理技术实用教程/刘建新，于晶著. —北京：化学工业出版社，2016.7（2023.6重印）
ISBN 978-7-122-27144-0

Ⅰ. ①沙⋯　Ⅱ. ①刘⋯②于⋯　Ⅲ. ①精神疗法-技术培训-教材　Ⅳ. ①R749.055

中国版本图书馆CIP数据核字（2016）第117963号

责任编辑：李彦玲　　　　　　　　　　　　装帧设计：王晓宇
责任校对：王素芹

出版发行：化学工业出版社（北京市东城区青年湖南街13号　邮政编码100011）
印　　刷：北京云浩印刷有限责任公司
装　　订：三河市振勇印装有限公司
710mm×1000mm　1/16　印张13¹/₂　彩插2　字数233千字
2023年6月北京第1版第8次印刷

购书咨询：010-64518888　　　　　　　　　售后服务：010-64518899
网　　址：http://www.cip.com.cn
凡购买本书，如有缺损质量问题，本社销售中心负责调换。

定　　价：46.00元

序

　　中国多民族、多人口、多文化，人口素质参差不齐，要想真正提高国民素质，提高国家的综合实力，心理健康教育是一项非常重要的手段。以什么方式、什么内容进行国民的本土化的心理干预、心理健康教育，这是中国几代心理学工作者研究与努力的方向。

　　中国心理干预协会自创立之初就把弘扬本土化的心理干预技术为己任，希望协会中的专家学者肩负起本土化的重任，既要学习、吸收西方主流心理学和心理干预技术的长处和优点，同时又密切结合中华民族的文化传统和国情民情，创新和建构更多为中国民众认同、理解和乐意接受并更为有效的心理干预技术。得到民众的理解、认可和接受、能融为一体的技术，方能扎根于中国社会。

　　沙盘心理技术专业委员会刘建新教授带领他的团队，根据中国特色的心理健康需求，把以分析心理理论为基本的沙盘心理技术做了本土化的研究与应用。在综合多门学科基础之上，以体验式团体沙盘心理技术为中国的心理健康教育提供了新的思路与方法。

　　体验式团体沙盘心理技术更注重心理健康教育功能，他们在培训过程中以体验为主，强调沙盘心理技术的治愈功能，着重训练沙盘师的"不分析、不解释、不评价、不判断、重感受、重陪伴"的工作能力和工作态度，使学习者在体验的学习中既得到技术的训练，也得到人格成长，回到工作岗位后就能应用起来。

他们本土化的应用取得了可喜的成果，培训足迹遍布中国20多个省份50多个城市，受训学员达5000名以上，分布在社会各个领域。在教育系统，这个技术以团体游戏的形式让师生的心理健康课、学科教学、学能辅导、周末家长学校等都有效地进行。在医疗、妇幼系统，把生命全程理念、身心互动理念以体验式团体沙盘心理技术进行应用与实施，使生物—心理—社会模式真正落在实处。在公安、司法系统，应用于在押犯人的心理转化、改造人员的心理辅导、青少年犯罪的预防、心理戒毒、家属解压、上访人员的心理疏导等等，成为公检法工作人员顺利进行心理工作的好方法。在社区里，应用在各类家庭和谐与成长，应用在残障人士与家庭等。特别是在新疆民族地区，他们开展了大型"心之语"公益项目，为民族幼儿教师进行三年的心理健康培训及沙盘心理技术的培训，得到了政府认可及教师们的欢迎。

　　本书是刘建新教授、于晶教授近年来沙盘心理技术本土化研究的总结，更是沙盘心理技术全面本土化应用的起点。祝愿体验式团体沙盘心理技术应用在中国扎根，使之能够深入、广泛、持久地应用下去，真正成为中国人的心理健康的好技术。

张伯源

2016年2月

目录 CONTENTS

目录CONTENTS

目录 CONTENTS

目录 CONTENTS

2 第二章 　　　　　　　　　　　　　　Page

体验式团体沙盘心理技术中级培训
——深入理解沙盘心理技术，触摸个体无意识，掌握团训操作程序 　　　059

目录 CONTENTS

目录 CONTENTS

4 第四章

答惑解疑与沙盘师的成长感悟

引言

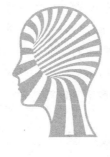

一个蓝底的沙箱，一层不见底的沙子，一大堆小玩具……让孩子一下子喜欢上它们，却让早已封闭天性的成年人不知从哪里下手。成年人从第一次面对沙盘时的无所适从，到逐渐创造出生动的、立体的画面，这会让一个沙盘体验者兴趣盎然，并开始迷恋上沙盘心理技术（沙盘游戏）。

沙盘心理技术是目前国际上流行的、实用的心理干预技术。将沙盘体验者的心灵语言借助沙、水、小玩具等在沙盘中进行具体化的表达，当面对这个立体的、生动的画面时，沙盘体验者不仅要调动自己的视觉，而且还要调动听觉、触觉甚至是嗅觉、味觉等来综合地感知和呈现其意识的、特别是无意识的世界，整个身心都会投入其中，让体验者有所感悟、有所成长。每一次的表达与呈现都会有所不同。沙盘体验者把自己未知的心灵世界以具象化的形式展现出来，并通过这个具象的物质世界来了解盲目、隐蔽和未知的自己，探索心灵的秘密。正因为有了这样一次次的表达和探索，沙盘体验者的自性得以发展，心性得到成长。这种探索既充满了乐趣，同时也充满了"荆棘"。"痛并快乐着成长"可能正是无数个沙盘体验者迷恋沙盘心理技术的主要原因。

目前，沙盘心理技术已经成为各种不同理论取向的心理咨询师广泛采取的一种有力或辅助的心理技术工具。近几年来，沙盘心理技术在我国迅速发展起来，越来越多的专业心理机构、大中小学校、各级各类医院、司法和公安系统、社区街道等都建立了沙盘工作室，并积极努力地通过各种渠道学习，以便使沙盘心理技术得到很好的实际应用。沙盘心理技术通过沙盘师以非言语工作状态、无意识水平的工作等，为来访者提供自由、安全、受保护的空间，使其无意识与意识能够沟通与表达，治愈就在此发生。这种工作方式需要学习者个人通过不断的体验才能领会什么是无意识水平的工作，才能逐渐掌握非言语的工作能力，才能深刻理解与掌握沙盘心理技术的理论内容。如果学习者仅用理论武装头脑，工作时可能意识层面进行沙盘心理技术工作，使沙盘心理技术成为评估诊断的工具，从而失去了它原有的、最重要的治愈功能。如何正确地使用沙盘心理技术，使它发挥其应有的治愈功能的呼声，为体验式团体沙盘心理师（以下可简称"沙盘师"）的培训奠定了现实基础。

一、沙盘心理技术的一般知识

（一）沙盘心理技术的内涵

沙盘心理技术亦即沙盘游戏，是一种以荣格心理学原理为基础，由多拉·卡尔夫发展创立的心理治愈方法。沙盘心理技术是采用意象的创造性治愈形式，"集中提炼身心的生命能量"（荣格），在沙盘师所营造的"自由和保护的空间"（咨访关系）气氛中，来访者把沙子、水和沙具运用在富有创意的意象中，便是沙盘游戏的创造和象征模式。一系列的各种沙盘意象，反映了沙盘游戏者内心深处持续的意识和无意识之间的沟通与对话，以及由此而激发的治愈过程和人格发展（参见2005年7月份罗马国际沙盘游戏治疗大会）。

沙盘心理技术不仅仅是一种心理治愈的方法，能够广泛地针对诸多心理问题进行工作，而且也是心理教育的一种技术，在培养自信与人格、发展想象力和创造力等方面发挥积极的作用；同时，"以整合意识与无意识为目标的沙盘游戏，可以帮助我们自性的成长和心性的发展，以获得真实的自性化体验。"（高岚，申荷永著.沙盘游戏疗法.第1版.北京：中国人民大学出版社，2012：1.）

（二）沙盘心理技术的治愈机制

1.沙盘是通往无意识的最好途径

沙盘心理技术（沙盘游戏）的创始人多拉·卡尔夫认为，意识与无意识的分离导致心理问题的产生，亦即如果一个人意识的自我与无意识相互矛盾、无法整合，则会产生心理问题。为此须寻找一种方法去了解自己的无意识，意识与其进行对话与沟通，并进行整合。而沙盘心理技术为来访者提供了接触内在心灵的通道，是运用非言语的工作形式通往无意识的最有效工具。对来访者来说，沙盘心理技术是一种自然的治愈形态。卡尔夫的基本假设来源于荣格心理分析学的理论，即在人类的心理中存在着朝向整合和治愈的基本内驱力。我们人类从一出生开始，心灵的两个半球——意识和无意识就开始分离了：意识标志着所分离的被个体化了的因素，而无意识则是该个体人类与原始人类、自然、宇宙相通的因素。现实生活中人们逐渐创造了人格面具来面对和适应外部世界，疏离心灵中心的"灵性自我"，"情绪或感觉掩盖得越深，记忆和部分人格就距离意识越远，我们就越不能用词语表达它们（茹斯·阿曼，1993）"。

2.尊重、接纳是面对无意识的态度

面对无意识，我们就要采取尊重、容纳、信任、支持的态度，因此在来访者沙盘制作中，沙盘师不是沉默的旁观者，更不是分析、解释、评估、判断者，而是拥有"游戏"心态的积极认真、用心的参与者，带着关爱的陪伴者、关照者、守护者，耐心倾听者、等待者，默默欣赏者，用心感受者，必要时又会成为真诚分享者，"感受"和"接受"沙盘过程中发生的一切。如果采取上述的工作态度及工作方式进行有效的工作，需要沙盘师通过整合沙盘心理技术

的诸因素而创设一个自由和受保护的安全空间。在这个安全空间里，来访者能够充分表达前言语阶段的经历，让自己的意识和无意识相联系。卡尔夫认为，这个空间可以融合心理的所有维度，有助于来访者产生调和与整合心像，重新确立意识自我和自性的重要联系。这就像是整合意识和无意识的某种形式的修行：意识进入无意识播种，然后无意识被激活并携手被加强了的意识以精神再生的形式进入一个超个人的——即全人类共同的心智层次。这种再生，首先会引起以分别内心为基础的意识境界转变为自主思维结构，受阻的心理能量甚至原型心理能量被激活，内心的世界得以呈现。卡尔夫还认为，一旦"自我–自性"联系被激活，来访者可能以一种更加平衡、一致的方法行动。这就如同修行达到了最终结果——消除一切分别，获得生命整合，即超越二元对立的大自在。

3.无意识的意识化是治愈转化的基础

在沙盘心理技术中，来访者在沙盘所限定的区域里，借助沙盘、水、沙具和一些材料等发挥自主想象创造一些场景，这就像是"一座心灵花园"（茹斯·阿曼），像一个展示来访者心灵内容的容器，使来访者的内心世界在沙盘中具体化，来访者把其与内在自己的关系带到外在现实中，并且允许无意识内容被揭示。这种无意识内容被具体、形象地呈现，就可以把来访者被压抑的或未知的东西带入到意识中来呈现。

沙盘既是来访者内心世界与外在生活的"中间地带"，也是沙盘师与来访者之间的"中间地带"。治疗师在这个"中间地带"营造出安全和可接纳的气氛，来访者就会在这个地带运用自己鲜活的创造力，敞开心扉，把意识层面和无意识层面的内容得以展开且一起呈现，并得以具体形象化，创造着自我的"世界"；另一方面，沙盘师与来访者的无意识与意识也在这个"中间地带"相遇及互动，沙盘师与来访者一起成长。沙盘是"通过赋予模糊内容一个可见的形式来澄清它"，这种方式常常是必要的。

当来访者通过创造沙盘世界看到了自己的未知领域并且对无意识内容有了更多的了解时，他们就能够获得原来被他们否认的能量和领悟。有学者总结了荣格理论并以此来说明沙盘心理技术："意识和无意识的合作导致个体心灵上的整合和力量。"沙盘心理技术提供了这种意识和无意识合作的框架，让无意识意识化，使治愈与转化有了可能并得以实现。

4.沙盘心理技术发挥效力的细节要点

（1）游戏是连接过去与现实的桥梁。皮亚杰认为，游戏是儿童发展的最主要动力来源。荣格说："'幻想'是所有可能性之母。在幻想中，内心世界与外在世界就像是所有的心理对立一样，被结合在一个活生生的联合体之内。"人们需要并渴望通过游戏来释放创造力、内在感觉和记忆，并将它们带到外在现实。沙子和水是幻想游戏的最特别的工具，大部分人童年都有玩沙、玩水的经历。可以说，沙盘心理技术起到了连接过去经历的作用，它创造出一条通向人们内心世界的桥梁，激发内在的创造能力。一位现年69岁、饱受家暴折磨的女士只是陪伴小外孙来到沙盘室，在向她介绍沙盘心理技术后，她开始的时候只是笑了笑并拒绝参加。当她外孙逐渐沉浸在沙盘的游戏中后，过了一会儿她说她也想摆着玩玩。于是她摆了一个儿时家乡的画面——在小河边玩耍的情景，有很多花，也有几只小狗跟随左右，她想起童年时门前的妈妈在等着她回家，她脸上露出甜美的笑。她说，从沙盘中知道生活中的花一直都有，小狗也在左右，妈妈也给了她生活的技能与力量，只是原来没明确地意识到而已。她说，她想以后经常到有水的地方玩，放松心情。虽然只有一次沙盘的经历，但一年后再看她时，她告诉我，她感谢那一次在沙盘中的游戏，她找到了生活的乐趣，现在更多地关心自己而不再为他人活着，感觉真正的生活才刚开始。

（2）调动了多种感官提高了的整合效力。沙盘心理技术为来访者的内在想法和感觉提供了有形的证据，沙盘世界可以看得到、听得到、摸得到、嗅得到，并且可以按自己的意愿来改变。荣格认为，一个无法靠认知方法理解或化解的情绪体验，常常可以通过赋予它一个可见的形状而得到处理。在自己创造的世界中，一些无意识的解决方案这时就能传送到建造者的手上，一个被整合的实体跃然于沙盘之上。这时来访者或许会顿悟，为自己找到答案而感到惊喜。一位29岁患有产后抑郁的女士在第五次沙盘工作中，自己扮演着花仙子、花蝴蝶、小燕子、小兔子、小猫咪并呈现了一起玩耍的场景，不仅声音动听，还有各种惟妙惟肖的模仿动作。她带着沙盘师去"欣赏"她的世界后，她说她今天非常开心，因为她并不孤单，还有那么多她喜欢的小动物和美丽的花朵一直陪伴着她。正是那些无意识的积极因素激活了她积极向上的力量，逐渐透出了心灵的阳光。

（3）通用语言提供了表达心灵内容的可能。沙盘心理技术中的沙具、沙、水等具有象征意义，是一种心灵的通用语言，有很多时候我们说不清楚我们内心到底发生了什么，而通过沙具、水、沙等，来访者就不断地把内在的未知内容表达出来。沙盘心理技术为来访者提供了一个表达他们最内在想法和感觉的途径。因为沙子和水可以启发前言语阶段的意识，沙具等又能表达其想表达的内容，故在理解心灵表达时，语言技巧就不再是必需的了。而对于那些凭借语言来使自己的思维变得理性和逃避问题实质的来访者，沙盘心理技术会阻止他们理性的心智表达，让其无意识地以非言语的形式讲出"自己的故事"。

（4）安全的空间软化防卫，减少抗拒，利于转化。当来访者抗拒某些困难问题时，沙盘心理技术就是一个比谈话疗法具有更小威胁的方法。在整个沙盘心理技术过程中，沙盘师始终以尊重的态度，秉承"不分析、不解释、不评价、不判断"的工作原则为来访者提供了一个自由、安全、受保护的环境，利于来访者对过去经历和创伤的表达。在这个安全、自由、受保护的环境中，来访者通过不断地创造、破坏、再创造、再破坏、再创造，来展现和审视他们自己的沙世界。他们可以及时地从过去经历的"受害者"转变成旧体验的主人和新体验的改变者、创造者。在这个安全空间里，就可以改变来访者的防卫心态，使其减少抗拒，而无需任何语言，来访者内心最关心的问题就会自然浮现在沙盘上。只要有呈现，问题就有了解决的可能。一个16岁的女孩因学习困难被父母送来，前8次沙盘工作总是不停地用食指玩沙，写了抹掉，抹掉了再写，最后再抹掉……沙盘师无法捕捉到一个完整的沙画，约定时间一到她站起来就走。但从第9次开始，她开始用沙具摆出画面，并且主动要求跟沙盘师分享。她告诉沙盘师："我前一个沙盘师会经常对我的沙盘进行分析、解释，他还能从我的沙盘里'评价、判断'我的心理问题，和他开始做沙盘的时候我还觉得他很'有学问、很权威'，但是慢慢地我越来越讨厌他，不愿意和他继续做沙盘了，父母才把我送到你这里。在你这里，我前8次的沙盘就是不想给你分析、解释、评估、判断的机会，你都没有告诉我妈妈，而且你也没有催促我，就这样陪着我。我没有被监视、被看透的感觉，我感觉跟你在一起做沙盘真的很舒服，我愿意和你一直做下去，愿意向你敞开心扉。"

一个因纪律问题被老师送来的8岁男孩，前4次沙盘过程中有偷瞄沙盘师的行为，每在沙盘上摆放一个沙具就瞄看沙盘师一眼，而且只在沙盘内摆放几个沙具就结束此次的沙盘工作。由于沙盘师在工作过程中始终秉承着"以游戏的心态积极、认真、用心参与，带着关爱地陪伴、守护、关照，耐心倾听、等待，默默欣赏，用心感受"的状态，给他默默的支持，在第5次沙盘时他完成了一次很好的表达，拿沙具时也不用再看沙盘师了，沙盘中的沙具多了起来，而且在摆放过程中他一直在自言自语，沙盘画面形成后，他又把自己的作品作了更详细的分享。

（5）调动每个人内在的"天理良知"，激发天生的治愈力量。王阳明认为，"天理良知"在每一个人内心，"吾性自足，不假外求"，我们只需要坚信自己内心的"天理、良知"或"24种积极心理品质"，"向内看"并在"事上练"即可。另外，荣格认为，每一个人都有解决自己问题的能力，而沙盘心理技术就为来访者提供了自己解决问题的内驱力，使他们有机会从受害者转变成自愈者、创造者，并激活每个人的内在力量来决定自己的治愈流程和方法。来访者自己决定在治愈过程中是否披露自己或将要学习什么，只有来访者自己准备好，要处理的无意识内容才会进入意识。沙盘师要尊重来访者对他们自己内心"世界"的个人解释和创作，来访者独特的体验和领悟便得以证实。一个被确诊患有自闭症的4岁半男孩，从第一次沙盘一直到第13次只是在沙盘室跑来跑去，不接触沙子、沙具和沙盘；从第13次开始动沙子了，触沙后会大喊大叫。沙盘师所做的工作就是跟随，提供自由、安全、受保护的空间，陪伴他、倾听他、关爱他、欣赏他，每一次沙盘结束后他妈妈都带来他发生变化的信息。他妈妈说，在第54次沙盘后，男孩跟亲人们有了连接，出门时竟然会说"等爸爸"，并逐渐开始在指令后跟陌生人问候，问候时也会有瞬间的眼神交流。

（6）来访者与沙盘师共同从沙盘心理技术中获益。沙盘心理技术是一种处理许多生活事件的强有力的工具，这些生活事件包括创伤、人际关系问题、个人成长、灵性自我的整合和转化等，因此沙盘师与来访者都可以从中获益；并且，来访者的许多投射都呈现在沙盘中了，而不是都投射到沙盘师身上，因此说沙盘师处理移情所需的能量便减少了（琳达·坎宁安）。一位沙盘师非常感慨地说，她以前没有多少耐心对自己的孩子与学生，但是她的一个患有多动症的来访者让她成长了，是这个多动症孩子教会她如何待人，如何真正从他人的角度考虑问题。她说自己现在变得有耐心、宽容了，也更快乐了。

（三）沙盘心理技术的理论基础

多拉·卡尔夫自己认为，她是在荣格分析心理学和中国文化这两大思想来源的基础上，有效地整合了威尔斯的地板游戏，尤其是洛温菲尔德的世界技法专业技术。这也就意味着，对荣格分析心理学、中国文化和多拉·卡尔夫思想的了解，是理解与把握沙盘心理技术的关键。

1.荣格分析心理学

荣格分析心理学的"集体无意识"（Collective Unconscious）、"原型"（Archetype）和"原型意象"（Archetypal Images）的概念，以及词语联想、梦的分析和积极想象（Active Imagination），特别是"相信心理事实"、"扩大意识容器"等，都是体验式团体沙盘心理技术培训尤其是沙盘师人格成长的重要理论基础。

2.中国文化

多拉·卡尔夫在描绘其沙盘心理技术体系的时候，也在努力发挥中国文化对于心理分析的影响和作用，其中主要的是《易经》和阴阳五行的思想，以及周敦颐所开创的新儒学的整合性哲学。

王阳明的心学理论和方法，更符合体验式团体沙盘心理技术的理念、工作原则和工作程序。王阳明认为，"心外无物"、"心外无理"。"心"不仅是万事万物的最高主宰，也是最普遍的伦理道德原则，世界是人的心理的主观反映，心里有什么，就会感觉到或看到什么。因此，每一个人要不断修炼自己向内求，调动自己的"良知"，"不假外求"，"若能向里求，见得自己心体，即无时无处不是此道"（《王文成公全书》卷一）。自己内心变了，世界就变了，从而达到"知行合一"。

3.多拉·卡尔夫的整合性思想

多拉·卡尔夫认为，在自由与保护的沙盘心理技术工作过程中，来访者会表达前言语阶段的经历和受阻的心理能量，并且可以表达其原型和内心的世界，有助于来访者产生调和与整合心像，重新确立自我和自性的重要联系。重新获得体现自性的机会，发挥出内在自性的作用，获得一种心理的整合性发展，这也是荣格所强调的心理分析的目的——自性化过程及其发展。

二、沙盘师的角色定位及能力

（一）沙盘师的角色定位

沙盘心理技术的工作原则决定了一个好的沙盘师担当的是一个陪伴者的角色，相信沙盘的治愈能力，相信来访者有改变的动力和能力。沙盘师的工作就是带着关爱的陪伴，陪伴着来访者探索自我。沙盘师的能力决定了陪伴来访者探索自我的深度和广度。因此，沙盘师要不断学习、不断成长，增加与沙盘心理技术相关的能力。只有这样，无论来访者走多远，沙盘师都能陪伴着来访者。

许多沙盘师的体会是，入门比较快，而且一下子会很喜欢，但要想成为一个合格的沙盘师，要学习的路还很长。格思拉·德·多美尼科认为开展沙盘治愈工作，"需要坚信象征性物件、绘画文字的内在心灵意象是真实存在的，需要有自觉地投入体验的能力，需要有容纳新体验的能力，需要有从容进出体验的能力，沙盘师以观察者角色进入——在体验性投入结束后，能够转而发挥反思功能，带来体验的意识记忆和整合的能力"。因此，沙盘师要掌握一定的相关的理论知识，具备丰富的临床经验，对自己和他人的内心世界有很好的了解，能够不断加强自我理解和实现个人成长，具有容纳新感受、新体验的能力以及相应的身体疾病方面的知识等；最重要是，具备在遵循沙盘心理技术工作的基本原则基础上的工作态度和能力。

（二）沙盘师的专业能力

1.包容的能力

一个好的沙盘师是一个心理容器，能容纳来访者在沙盘情境中的所有表达及发生在沙盘室内的所有状况，诸如来访者扬沙子、堆砌沙具、掩埋沙具，或是不动沙具、不在沙盘中摆放等，沙盘师对此都能接纳。并且，沙盘师需要能守住沙盘，为来访者提供一个安全、自由、受保护的空间，并且也不让别人来打扰他们，为来访者提供自由表达心灵的心理容器。

2.尊重的能力

沙盘师对于来访者在沙盘过程中涌现出来的忧郁、悲伤、情结、阴影、生长与希望等情绪都持尊重的态度，完全地陪伴，认真地倾听，全情地关注。沙盘师要坚信以来访者的视角经历过的、能够呈现出来，对他来说一定是重要的感受。因此，对于来访者的任何一个表达，沙盘师都要采取"不分析、不解释、不评价、不判断"的态度，尊重、理解来访者任何一个无意识的表达。

3.非言语的能力

来访者在沙盘师营造的安全、自由、受保护的空间里，内在的心理感受便能够凝聚在沙盘的意象中，这也是积极想象的重要基础，也是治愈作用的基础。无意识水平的工作是从认知到体会，再从体现到体验，以及体悟的过程，因此，这是一个非言语工作状态和工作过程。在整个沙盘工作中，除了用几个开放式句子进行工作外，沙盘师更多的是倾听来访者的述说，因为来访者是他自己未知心灵领域的主人，沙盘师要能控制住自己的好奇心，等着来访者带领你"浏览他的花园"。

4.协助和支持的能力

沙盘过程通常会唤醒深层情绪和领悟，并且将它们从原本隐藏的状态带入到可观察和可感知的层面。作为一个沙盘师，在面对来访者被激发起的情绪时，应能够协助或支持来访者体验这些感觉，而不是阻止或转移感受。一般用这样的语言："我们来感受一下"、"请带着我欣赏一下你的花园"、"请感觉一下你现在的感受"。当来访者有情绪反映时，沙盘师就默默地陪伴他，"很难受吧"。而不是用诸如"不用难过"、"没关系，都过去了"、"有什么好难受的"等语句来转移来访者这种感受，阻断其成长的脚步。这种方式可能是沙盘师自己不敢面对自己的情绪，来转移自己的难受而已。

5.共同探索的能力

沙盘心理技术是来访者探索心灵的旅程，沙盘师是其在这个旅程中的共同探索者，来访者在前面带路，沙盘师紧随其后，引发其更多地去探索。对于沙盘师来说，最重要的是尊重、信任、耐心倾听，等待来访者自己找到通向"花园的路"，而不是急于"引领、或引导"来访者"深入"探究。这正如茹斯·阿曼所说的，"装有精神分析对象（心灵过程）的容器正在烹调，沙盘师必须小心地把握火候，既不能让炉火熄灭，也不能让炉火烧得过旺，以免锅里面的东西溢出来或是被毁坏"。静待花开是沙盘心理技术最佳的工作状态之一，陪伴来访者，等待他自己寻找解决问题的路径。共同探索能力的高低也决定了沙盘师能否陪来访者走下去，或能走多远。

6.回应的能力

在陪伴来访者的工作中，沙盘师促进了无意识群聚的过程。对来访者而言，有个值得信赖和尊敬的人来见证自己的那些不同于意识的事情会使他们感到更安全和踏实。来访者常常不确信他们自己的领悟，沙盘师此时的口头回应，通常可以帮助来访者看清自己，并且也会进一步帮助采访者将沙世界应用到他们自己的生活中，"噢"、"是这样"、"我也感觉到了"等简单的回应就足矣。

7.自我成长的能力

要成为一个好的沙盘师，在不断学习相关理论和技术的同时，沙盘师更要自己多做沙盘体验并接受一定的专业督导。个人体验是沙盘师从来访者的角度体验沙盘的过程，这将有助于提高沙盘师理解来访者的能力。沙盘师通过自己经历的沙盘过程，不仅有效调节和强化了观察力以及运用各种感官的能力，同时也培养了创造力和想象力；更能觉察自己隐藏的无意识内容，尽量避免将自己的情结、阴影投射到来访者身上。接受专业督导是沙盘师解决自己工作和体验过程中遇到的问题，反思自己工作和体验的过程，这是每一个沙盘师成长的必由之路。

三、体验式团体沙盘心理技术培训核心要素

作为一个沙盘心理技术师，整合自己的心像、理解无意识的表达以及非言语的工作状态、默默观察、感受无意识，提供一个安全、自由和受保护的空间等并非易事，这需要沙盘师经历过这样的过程，只有通过不间断的沙盘体验，感受并接受沙盘世界所带来的心灵震撼，才能逐渐理解什么是无意识表

达，体会非言语工作方式所带来的能量，掌握提供一个自由、安全和受保护的空间的方法，从而改变以往的思维方式与工作态度，进行一次观念上的大变革。为达到以上的目的，我们假定学习者就是来访者，让每一个学习者都以来访者的角度体验、感受沙盘心理技术，从而逐步掌握此技术。为此，我们开启了一个新的沙盘培训模式——"体验式团体沙盘心理技术培训"。

（一）以结构式团体进行体验式沙盘培训

我们根据沙盘心理技术工作的特点和多年沙盘心理技术临床工作的经验，总结了自我成长发展之路，并结合其他心理疗法的培训方式，把沙盘师的学习从低级到高级进行了系统化的规划，并运用结构式团体体验式培训模式对沙盘学习者进行培训，旨在为学习者提供最实用的培训模式，更为学习者提供最实际的学习与成长模式和沙盘工作的操作性规范。

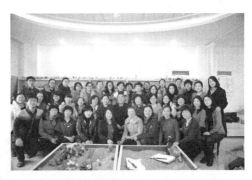

我们在培训过程中通过设置结构式团体建立安全模式，让结构式团体

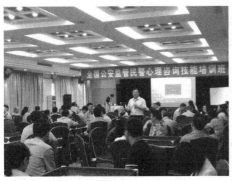

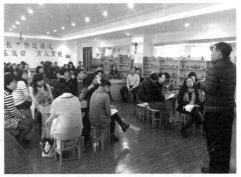

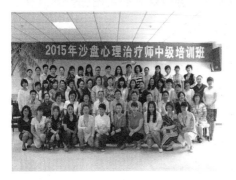

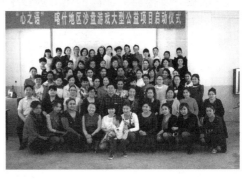

中的每一个成员在沙盘互动中渐进地释放自己的情绪，直面自己的心灵，触摸自己的无意识，体会意识与无意识的对话，体验并实践积极想象等心理分析技术等，从而逐步理解沙盘心理技术无意识水平的工作特点，体会到提供自由、安全与受保护空间的意义，掌握沙盘心理技术"只强调沙盘的治愈功能"的理念，以及"不分析、不解释、不评价、不判断、重感受、重陪伴"的工作原则和非言语工作的方式，树立起"沙盘心理技术的治愈功能而非评估诊断功能"的正确态度。

"学以致用"是体验式团体沙盘心理技术培训的最大特点与优势。我们团队现已成功地培养了几千名可以在幼儿园、大中小学、社区、企事业、医疗卫生系统、公安和司法监管系统等进行身心治疗和健康教育工作的沙盘师。

体验式的学习既是沙盘心理技术学习者学习的方式，更是学习者以一个沙盘来访者的身份体验心路的成长历程。在了解掌握相关理论的基础上，通过不断体验和案例累计获得内心的稳步成长，成为一个真正合格的沙盘师，正是我们撰写此书的初心。

（二）体验式团体沙盘心理技术培训核心要素

我们在三代学者所创立的沙盘理论和技术基础上，借用并整合体验式教学、团体心理辅导、螺旋心理剧、积极心理学等的某些理念和技术，开展体验式团体沙盘心理技术的培训与教学，使学员渐进地熟悉并掌握沙盘心理技术疗法的实际操作和应用。其核心要素有以下七点。

1.基本之理念：只强调沙盘的治愈功能

沙盘心理技术的主要功能是治愈而不是评估诊断，这是理解和掌握沙盘心理技术功能的最基本点。如果以没有常模、没有标准化的沙盘心理技术作为一项评估诊断工具，远不及那些有常模、标准化的、信效度高的心理量表更可信、更有效。体验式团体沙盘心理技术培训的首要特点就是突出强调其治愈功能，并把"不分析、不解释、不评价、不判断、重感受、重陪伴"（即"四不二重"）的原则贯彻落实到沙盘心理技术培训和实践的每一个环节中，使学习者真正感受到沙盘心理技术的神奇的治愈效果，从而能准确地理解沙盘心理技术的治愈功能。简而言之，体验式团体沙盘心理技术只强调沙盘的治愈功能。

2."四不二重"之原则：提供了自由、安全与保护

体验式团体沙盘心理技术培训在强调"沙盘心理技术的主要功能是治愈而

不是评估诊断"的同时，把"不分析、不解释、不评价、不判断、重感受、重陪伴"作为沙盘心理技术培训和实践的基本工作原则。提倡或强调"四不二重"原则，是以来访者为中心，真正给来访者提供一个自由、安全的保护空间，更是强调我们在工作中的态度及方法。

在团体沙盘心理技术中以来访者的身份去感受和体验，可以更好地感受并逐渐理解和掌握沙盘的"四不二重"工作原则，以及所营造的"自由、安全、受保护空间"的意义；并逐渐理解和掌握"以游戏的心态积极、认真、用心参与，带着关爱陪伴、守护、关照，耐心倾听和等待（静待花开），默默欣赏，用心感受，必要时的真诚分享"的工作过程。

3."庄家"之设置：体验来访的沙盘治愈过程

体验式沙盘心理技术培训中"轮流坐庄"的设置使每个轮流坐庄的学员都会体验到做"庄家"时相较于其他学员所拥有的、逐渐增加的、类似"来访者"的角色与权利。这种"轮流坐庄"的设计是缘于我们坚信"得过病的医生会成为更好的医生"！而在沙盘心理技术培训中，特别是对成长中的"沙盘师"来说，这种"沙盘师"和"来访者"之间角色的转换训练是非常重要和绝对必要的，目的是促进成长中的沙盘师从"分析、解释、评价、判断"工作态度的转变到"不分析、不解释、不评价、不判断、重感受、重陪伴"的态度，从向外求转变为向内寻。

4.内求之方法：加强感受性，提高共情能力

沙盘心理技术中的无意识，是需要在实际的沙盘心理技术体验中去感受和理解的，因此，体验式团体沙盘心理技术强调"重感受"。全程培训70%以上的时间是体验式操作，其意义不仅让我们的学习者感受自己的无意识，使其意识与无意识对话，并了解、认识、接纳自己，同时也是让我们的沙盘师通过一次次的陪伴与感受，在其中有所成长。通过这种方式的培训让学习者可以渐进式感受和理解无意识，体验无意识与意识的多层次沟通与对话；并在体验中掌握沙盘心理技术的广义和狭义的工作程序，从而把培训过程中体验到的沙盘心理技术操作程序应用到自己的工作实践中。

我们特别把沙盘心理技术情境中的"感受"界定为"情绪的感受和体验、伴随的身体感觉（具体的部位、程度和性质），以及在此基础上脑海里出现的意象、画面、回忆、想法等"。当在沙盘工作中能够感受到"感受"时，就是对自己的一次认识。因此，在培训过程中，训练每一位学习者在沙盘情境中，通过"感受"向内求索，感受自己的无意识，而非把自己的感受认为是来访者的感受，从而避免用解释、分析、评价、判断等方法向外求。

5.团体之凝聚：结构式团体成员相互成长

体验式团体沙盘心理技术培训是借助结构式团体小组的形式，重视在结构式团体框架下的沙盘心理技术体验。通过团体有规则的游戏，逐渐建立个体在沙盘心理技术培训团队里的安全感，即建立团队安全模式。通过小组成员间的真诚分享，不仅能深刻体验自己在沙盘心理技术情境中的感受，从而觉察自己、认识自己、接纳自己和表达自己，更能觉察、认识、理解别人和尊重、表达、接纳、包容别人，从而使小组内的每一名成员都能成长。

6.人格公式之独特：贯穿始终促人格发展

任何和心理有关的治愈工作都需要心理工作者的主人格相对稳定，这是共情、共鸣的重要心理基础，更是保证来访者利益的最重要因素。对沙盘师来说尤其如此！而影响沙盘师人格稳定的最重要因素是次人格，亦即情结，特别是和钱、性等有关的几个最重要的情结！因此沙盘师个人情结"发现"和"处理"越多，就越能与来访者产生共鸣与共情，并起到较好的治愈效果！在体验式团体沙盘心理技术培训中的操作设置与培训后作业设置，旨在通过大量的操作体验及课后督导，陪伴和督导学员学会发现自己"情结"，并处理自己"情结"，这既可以掌握和提高与来访者共鸣与共情的能力，又逐渐成长为一个合格的沙盘师。我们坚信，经历自己的"情结"（病痛）就是沙盘师的财富，"得过病的医生会成为更好的医生"！

体验式团体沙盘心理技术培训一方面强调的是在沙盘团体体验中加强对沙盘各要素的感受和理解、对操作原则及理念的掌握、对操作过程的熟练外，更重要的是强调沙盘师的人格成长。这是贯穿从初级培训到高级培训的重点内容，也是成为一个好的沙盘师的必经之路。我们综合很多人格理论，提出了体验式团体沙盘心理技术培训独具特点的、完整的人格成长模式，让每一个学习者依据这个模式可以在沙盘情境中、在日常生活中，通过反复练习获得个人成长，终能成为一名好的沙盘师。

7.重复之力量：注重课后的体验实践与督导

体验式团体沙盘心理技术培训的课上体验仅仅是沙盘师成长的开始，我们以"复杂的事情简单做，简单的事情重复做，重复的事情认真用心做"的理念设计了课后作业。通过在课下完成大量操作性体验，并接受督导，使学员更深刻地体会、感受沙盘工作的"不分析、不解释、不评价、不判断、重感受、重陪伴"的内涵及操作，从而提高为来访者营造一个自由安全的、受保护空间的能力。

四、体验式团体沙盘心理技术培训结构式团队的建立

从沙盘师培训的角度来说，仅能提供一对一的沙盘情境是很难达到学员间合作、互助、分享的关系和气氛。这种团体沙盘的气氛能够使学员尝试与沙盘心理技术团体内的他人有机会进行各种方式的交往，从中体验到亲密的感受，从而满足学员们的社会性需要。在团体沙盘心理技术的情境下，由于特殊的结构设置，各位学员不仅可以得到他人的援助、接纳，而且自己也能给予他人以更多的接纳和援助，使得每个学员在团体里更加有安全感、亲近感、凝聚力，学员之间就越能互相合作、扶持和深度参与。学员之间互相作用、互相教育、互相启发，进而促进心理成长和行为改变。

（一）建立沙盘心理技术团队的作用与意义

在体验式团体沙盘心理技术培训中，我们自始至终让学员在结构式团体中学习。组建沙盘心理技术团体的作用和意义可以概括如下。

第一，有助于理解沙盘心理技术"意识和无意识对话"的含义。

沙盘心理技术的"意识和无意识对话"是有多层含义的。团体沙盘心理技术情境下的组内成员和组间成员的讨论与分享是思想的碰撞，也是一次又一次的学习与进步，即针对同一幅沙盘画面在组内和组间各位学员反应的不同，来感受、觉察和接纳"自己没有意识到的、他人与自己的不同"的无意识。另外，通过每一次沙盘体验后学员间的交流和分享，可以提高每一个小组成员对于沙盘心理技术"意识和无意识对话"含义的理解，同时也能增进小组成员的安全感，增加彼此信任，并越来越和谐。

第二，有助于真正理解沙盘心理技术疗法的治愈功能。

通过反复练习，提升学习者在沙盘心理技术过程中的专注力，使学习者逐渐学会把注意力聚焦于沙盘心理技术的整个工作过程，全部用心对来访者的陪伴、关爱、欣赏和耐心等待上，放在自己的感受和觉察上，而不是放在思索沙具所代表的意义与象征上，也不是放在如何分析解释来访者的沙盘上，更不是放在如何通过沙具和沙画来评估诊断来访者的心理问题上。通过这种方式的反复训练，每一个小组成员的心灵得到成长，并感受到成长后的愉悦，从而真正体会和理解沙盘心理技术的主要功能是治愈而非评估诊断。

第三，帮助学员更好地理解和体验"安全、自由与受保护空间"。

体验式团体沙盘心理技术培训的特点之一就是有"庄家"这样的设置，这个"庄家"就是沙盘心理技术实际工作情境中的来访者。让每个想成为沙盘师的学员都充分体验沙盘心理技术实际工作情境中来访者的感受，这种感受是至

关重要的，因为"得过病的医生会成为更好的医生"。在小组内的每一个"来访者"一定会把愉快的感受应用到后续的体验中，而不愉快的体验会避免在自己的后续工作中出现。以"庄家"身份体验使小组（团体）的安全感初步建立后，体验式团体沙盘心理技术培训的结构设置是使"庄家"在团体沙盘心理技术小组中的自主权利逐渐增大，在全部培训结束时设置的"庄家"的权利就像是在真实一对一沙盘心理技术情境中，一样地随心所欲、自由、安全和受到保护；而"轮流坐庄"这样的结构设置可以在团体沙盘心理技术情境中，让每个学员都有平等机会体验沙盘心理技术中的来访者，这是非常重要的。通过让小组每一个成员轮流坐庄，使小组的每一个成员都有机会成为全小组成员关心的焦点，即功能等同于来访者的"庄家"。这种转移焦点式的沙盘心理技术练习，会增强小组每一个成员对"安全、自由、受保护"空间意义的更深体会与理解，学会关注团队中每一个人的意识和无意识需求，同时能深刻理解沙盘心理技术的非言语工作意义，为今后开始一对一的沙盘心理技术工作打下坚实基础。

第四，让学员觉察和体验自己对沙盘心理技术的基本态度。

通过小组成员组内和组间更加深入地进行讨论与分享，给初学者提供相互学习经验的机会。在交流、分享、讨论中，鼓励每个学员都认真倾听其他学员，对自己和其他学员摆放的沙具则遵守"不分析、不解释、不评价、不判断、重感受、重陪伴"的态度，除了倾听他人则只谈自己的感受，并接纳"自己没有意识到的、他人与自己的不同"。小组成员反思自己或反馈其他成员在沙盘心理技术工作中的工作态度，觉察自己的无意识和面对无意识的态度等，从而逐渐减少在沙盘心理技术工作中对其他学员的沙盘世界进行分析、解释、评价、判断等，而更加强调并坚信沙盘的治愈功能。从深层心理的角度说，沙盘师的分析、解释、评价、判断等都是来自于其自己的想法、疑问、好奇甚至是防御心理，只是他自己个人的分析、判断而已。"在沙盘游戏中，我们不给评价，我们接受个体的独特性和他们调适及处理他们的创伤、问题及病症的方式。我们在不干扰个案自主性的前提下，享受其历程之美、独特之美及其自我疗愈之美。这也是何以沙游历程有效的原因"。（布莱德威.沙游——非语言的心灵疗法.曾仁美等译.南京：江苏教育出版社，2010：39.）

第五，通过反复实操训练，掌握体验式团体沙盘心理技术操作程序。

在体验式沙盘心理技术培训各级别课程中，都会有多次不同结构设置的沙盘实操体验和训练。其主要目的：一是让学员逐渐体会沙盘心理技术"重在治愈而非评估诊断"的基本工作态度；二是通过"复杂的事情简单做、简单的事情重复做、重复的事情认真用心做"，逐渐掌握体验式团体沙盘心理技术的工作模式；三是通过不同的结构设置，如组内和组间的交流，体会沙盘团体工作中意识和无意识的渐进式对话。通过这样的反复体验、操作训练，学员们更容易熟悉和掌握沙盘心理技术的实际操作和在具体领域里的实际应用，在培训结束后回到自己工作岗位上就可以应用沙盘心理技术为学校的师生、医院的医护人员和病人、企事业单位的员工、社区家庭、公安和司法监管人员等进行沙盘心理技术团体辅导等工作了。这样的培训课程能够使接受体验式团体沙盘心理技术培训的学员深深喜欢上沙盘心理技术。

　　体验式团体沙盘心理技术主要是以体验式的方式进行工作，在体验学习中又是以结构式团体的安全模式设置为基础的。其中，"轮流坐庄"这样的结构设置可以在团体沙盘心理技术情境中让每个成员都有机会体验团体沙盘心理技术中来访者的"安全、自由、受保护"，这就增加了成员之间的真诚分享与沟通，彼此相互地接受和欣赏；再加上以玩游戏的心态认真参与就如同回到童年时光，使他们在学习中有比较轻松愉悦的感觉，很容易喜欢甚至迷恋上沙盘心理技术。

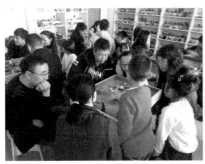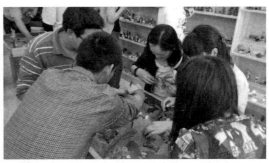

（二）与体验式团体沙盘心理技术培训有关的团体分类

　　团体的分类有很多，和体验式团体沙盘心理技术培训关系密切的分类有如下几种。

1.按有无计划、有无目标分类

　　（1）结构式团体　指事先作了充分的计划和准备，安排有固定程序活动让成员来实施的团体。结构式团体练习很有用，特别是在团体开始及结束阶段。结构式团体练习的本质是帮助团体成员增加互动，结构式团体被成员认为比较有凝聚力、比较投入、比较满意，且对成员人格的改变有显著的正面影响。高结构式的团体在团体初期会形成较多的互动，但随着团体次数的增加其有效互动逐渐减低。

　　（2）非结构式团体　不安排固定活动，领导者主要任务是催化、支持，多以非指导方式来进行活动的团体。非结构式团体练习强调不预先设定练习内容，而是根据团体的发展状况以及成员互动的成熟程度，由成员自发性地提出要探讨的主题、内容，领导者不主动带领，只适时地介入、引导和促进。因此，非结构式练习的特点是强调成员的自主性，在一种比较自然、主动的互动气氛中寻找自己所需要的团体目标。因此，非结构式的团体在团体初期阶段，会让成员有一种不确定感，因而会衍生出许多焦虑、不安的情绪。

2.按成员背景或问题性质分类

（1）同质团体　团体成员的年龄、性别、学历、生活经历、心理问题相似，因此团体成员之间容易沟通，能互相关心和启发，不孤立，同病相怜等。这样的团体成员间容易产生共鸣、共情，团体成员之间容易相互理解。

（2）异质团体　由于成员自身条件、个人特质、遇到的问题差异大，因此很容易发生志不同、道不合、话不投机等情况。这样的团体成员间有时意见和想法分歧比较大，容易产生冲突。但如果能够正视这些冲突和分歧，将这些冲突和分歧看成是自己需要成长的动力、目标，坚持下来往往会收到比同质团体更好的效果。但如果有的团体成员确实不能容忍其他个别组员，可以考虑退出。

3.根据团体成员固定程度分类

（1）开放式团体　成员不固定，加入或退出团体都尊重个人情况、需求、意愿。

（2）封闭性团体　从第一次聚会到最后一次活动，成员固定不变，即团员不能中途加入和退出，至少是不能中途加入。这样，团员们相互之间熟悉程度高，团体安全感、信任感、凝聚力都很强。

4.根据团体功能分类

（1）成长性团体　如自我成长工作坊、成功心理训练、领袖才能拓展营等。

（2）训练性团体　如沟通技巧、自我肯定、压力管理、亲子效能、家庭和谐等团体。

（3）治疗性团体　如家庭治疗、哀伤治疗、中风病人、抗癌斗士等团体。

五、体验式团体沙盘心理技术培训需注意的问题

在进行体验式团体沙盘心理技术培训之前，要了解参加培训的学习者的年龄、知识、能力、职业、专业背景、沙盘心理技术训练和工作经历等特点，并

根据他们的这些特点认真设计培训内容与体验式团体沙盘心理技术练习的模式，使不同的培训内容之间、各个阶段的体验练习模式之间、培训内容与体验练习模式之间都有内在的逻辑关系，否则就可能变成一个练习接着一个练习、为练习而练习、一个体验接着一个体验、为体验而体验了，而忽略了体验式团体沙盘心理技术培训的核心要素和目标。

六、本书的结构特点

　　这是一本强调以沙盘师学习过程和沙盘心理技术实操为特色的实用教程。本书着重在沙盘师的实践训练上，而理论部分只是作为简述内容，课后可参考相关的网络课程更详细深入。读者也可以通过阅读大量的理论书籍或参加华人心理分析联合会等单位组织的理论课程学习。接受了体验式团体沙盘培训后，学习者还需在课后经过大量的实践和理论的充实，才能强化工作态度及巩固这些技能，"复杂的事情简单做，简单的事情重复做，重复的事情认真、用心做"，使自己更贴近一个合格的沙盘师。

　　全书共分四章，分别为初级培训、中级培训、高级培训以及沙盘师成长过程的答惑解疑。每一章节都强调实操训练，并有相关的具体内容，这也是这本书的重点和特点。这些实操步骤既是一个学习者学习的步骤，同时也是一个沙盘师可以掌握的、用于自己工作实践的操作步骤。如果想通过看书学习这些操作，也请从初级班的操作步骤开始练起，再到中级班，最后到达高级班，因为这些操作设置都是有递进的、逻辑的关系。

　　相信这本书一定会为沙盘学习者与培训者提供最实用的帮助。

第一章

体验式团体沙盘心理技术初级培训

—— 感受沙盘，掌握团体沙盘操作规范

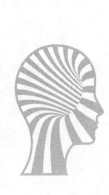

Chapter 01

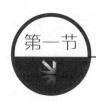 **第一节** 建立沙盘心理技术初级培训团体的方法

"良好的开端是成功的一半"。初学者刚进入一个陌生的团体，多少都会有些紧张和不安，不知道周围是些什么人，会给自己带来什么影响。因此，我们需要一些热身活动打破僵局，为后续的体验式团体沙盘培训打下一个良好的基础。

一、破冰与热身

（一）破冰、热身理由

我们观察到参加沙盘心理技术培训的学员进入教室后，在选择座位时通常会有如下几种情况：彼此熟悉的人在一起；爱学习和爱提问的人坐在前面；胆小、不敢发言的或想溜号的坐在后排；而来晚的人随便找一个位置……带着这样的心情进入沙盘心理技术培训中，势必会影响团体活动的效果。因此培训前要重新分组，重新分组的目的是减少熟悉人之间的戒备或随意，增加相互学习、取长补短的机会，使小组成员之间的动力增强。培训师要根据场地大小和人数多少，灵活采取团体分组方式。

因此，培训师必须要在培训开始阶段的短时间内通过破冰、热身，让成员尽快消除陌生感和隔阂，尽快相识并熟悉，进行团队建设，增加成员间的凝聚力，从而形成一个团队。这为接下来的沙盘心理技术的体验学习奠定一个非常好的安全环境基础和团体动力支持系统。

（二）破冰与热身游戏

破冰活动可以采用一些轻松的游戏，如"大风吹"、"可怜小猫"、"认识朋友"、"人椅"等活动进行热身，然后再通过"万能分组"等方法进行分组。小组形成后，再进行小组建设，增加小组成员的凝聚力。

附：几个简单的破冰游戏

1. 大风吹

（1）全体围坐成圈，野外可划地并固定各人的位置，主持人没有位置，立于中央。

（2）主持人开始说："大风吹！"大家问："吹什么？"主持人说："吹，穿皮鞋的人"则凡是穿皮鞋者，均要移动。另换位置，主持人抢到一位置，使得一人没有位置成为新主持人。再继续"吹"。

（3）可"吹"之资料：有耳朵的人、带表的人、穿××颜色衣服的人、戴戒指的人、打领带的人、擦口红的人、有太太的人……

2. 可怜小猫

（1）全体围坐成圈，一人当"小猫"坐在中间。

（2）"小猫"走到任何一人面前，蹲下学猫叫，面对者要用手抚摸"小猫"的头，并说："哦！可爱的小猫。"但是绝不能笑，一笑就算输，要换当"小猫"。

（3）抚摸者不笑，则"小猫"叫第二次，不笑，再叫第三次，再不笑，就得离开找别人。

（4）当小猫者可以装模作样，以逗对方笑。

3. 认识朋友

（1）全体围坐成圈，由某人开始循顺时针方向起立，自我介绍说："各位朋友好，我叫张××。"第二人起立说："张××您好，我叫杨××。"第三人起立则说："张××、杨××，你们好，我叫刘××。"以后的人照此模式说下去，强迫大家把每人的姓名记住。

（2）人多时，可以分组举行。

（3）改成由一人起立介绍左右邻居的朋友也可以。

4. 人椅

（1）全体学员围成一圈。

（2）每位学员将双手放在前面一位学员的双肩上。

（3）听从培训师的指令，缓缓地坐在身后学员的大腿上。

（4）坐下后，培训师再给予指令，让学员喊出相应的口号，例如"齐心协力、勇往直前"；齐步向前行。

（5）最好以小组竞赛的形式进行，看看哪个小组可以坚持最长的时间而不松垮。

5.奇数偶数

（1）将全队人分成红白两队。

（2）所有人围成一个圆圈，面向内侧坐下。

（3）然后依圆圈中央主持人的口令逐次报数。

（4）如果主持人说，"报奇数"，大家就依次报1，3，5，7…主持人换成说，"报偶数"，则接着刚才的数字报8，10，12，14…

（5）如果说错了，就被判出局，必须离开圆圈。

（6）玩到最后人越来越少，就可以结束游戏。

（7）由主持人计算人剩下较多的那一组优胜。

6.扯龙尾

（1）将玩者分成若干组（如5组），每组若干人（如6人）。

（2）每组皆排成一直行，手放在前面人的肩上，在最尾的人背上挂上色带。

（3）游戏开始时，每组最前的那人要去捉住其他组组尾的色带，而组尾那位亦要闪避、不让人捉到其尾巴。

（4）若捉到别人的尾巴，两组便会合成一组，变成一条较长的"龙"。

（5）游戏继续进行，直至所有组成为一条龙为止。

（6）排在这条长龙的最尾的一组，是赢家。

二、团队建设

热身之后，就开始分组，并要进行团队建设，使结构式小组进入初创期。这是初级培训能否顺利完成的重要环节。根据小组数量，时间大概需要30 ~ 60分钟。

（一）分组设置

采取万能分组等形式，进行自然分组。

我们的培训经验是：每组一个沙盘，4～6人一组最合适，最多一般不超过每组8人；总组数最好为偶数，以便利于组间相互交流；参加培训的总人数30～40人最理想，培训总人数一般控制在60人以内。我们在培训的过程中，曾有过培训总人数一次超过396人、分成了49个小组、每组8～9人的情况，也收到了较好的培训效果，这主要看培训师的团体控场能力及培训经验。

分组也有其他情况。根据培训机构的要求，有些学员是同一单位来参加学习的，他们自己有意愿按单位分组，以便于培训后可以继续进行小组体验，此时培训师应该尊重他们的意见。

（二）团队初创

我们根据团体TEAM的概念（T——TOGETHER；E——EVERYBODY；A——AIM；M——MORE），分给每一个小组一张八开纸（A3或A4），一盒彩笔，要求在40分钟内完成队名、队长、队秘、队员（每个人都自我介绍，至少3个信息，如果能唤出乳名更好）、队歌、队标、队形、队号的确定。这是小组相互熟悉、彼此了解阶段，也是建立彼此安全感的初始阶段。在每一个团体组成之前，这个阶段不能省略。

（三）团队展示

20分钟后每个小组进行整体展示，每组展示时间限定在5分钟以内。这个展示，是小组形成凝聚力的关键步骤，每一个小组都会想办法把自己最好的一面展现出来，因而每一个小组成员会群策群力，呈现集体智慧，展示自己小组的特色。这为接下来的沙盘小组体验奠定一个比较好的基础。

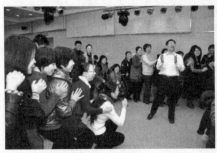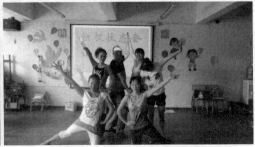

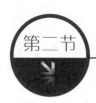

第二节 初级培训目标、培训设置及有关要求

一、初级培训的目标

对于体验式团体沙盘心理技术初级沙盘师培训或沙盘心理技术初学者，通过这种结构式团体体验式培训至少可以达到七个目标。

① 初步感受沙盘心理技术诸因素，让学习者熟悉并掌握沙盘心理技术中沙、水、沙具等要素，在沙盘团体里建立与沙盘各个要素之间的联系，并从中建立在团队中的安全感。

② 让学习者真正理解并掌握沙盘心理技术的最基本理念，即沙盘心理技术的主要功能是"治愈而非评估诊断"！

③ 让每一个学习者初步体会、感受"体验式团体沙盘心理技术"的"不分析、不解释、不评价、不判断、重感受、重陪伴"的基本工作原则。

④ 初步建立"体验式团体沙盘心理技术"的"以游戏的心态积极、认真、用心参与，带着关爱陪伴、守护、关照，耐心倾听与等待，默默欣赏，用心感受，必要时真诚分享"的工作过程以及"提供安全、自由、受保护的空间"的工作目标。

⑤ 初步了解沙盘心理技术广义和狭义的工作程序，初步接触沙盘心理技术的渐进式无意识水平工作方法。

⑥ 让学习者在团体沙盘心理技术情境中初步接触、感受、认识自己的"情结"。

⑦ 指导学习者把体验式团体沙盘心理技术初步应用于学校、企事业单位、公安和司法、医疗系统等的心理咨询辅导和心理健康教育中。

二、初级培训设置及有关要求

（一）培训对象

有3年以上实践经验的心理咨询师、从事心理健康教育工作的教师、社

<hr />

第一章　体验式团体沙盘心理技术初级培训

▶▶ 025

工、公安和司法监管系统、医疗行业、企事业等从事心理咨询辅导与治疗的临床心理工作者；有意愿自我认知，自我成长的普通人；有沙盘心理技术工作经验者更佳。

（二）培训形式

以结构式团体小组形式全程体验沙盘心理技术，6～8人一个小组，每个小组一个沙盘。

（三）培训时间

体验式团体沙盘心理技术初级班地面体验培训时间为3天（或2天2晚），每天8学时，一共24学时；课后网络理论通讲12学时，网络督导4学时，网络答疑2学时。

（四）现场环境及教学设备

1.教学环境布置

以结构式团体小组形式的全程体验沙盘心理技术培训，6～8人一个小组，每个小组一个沙盘。因此，培训现场的沙盘数量要根据小组数量而定，即有多少个小组就有多少个沙盘。现场除了培训师与服务人员外，全部为学习者（包括小组陪伴者），没有观摩者。培训过程中还要尽可能避免出现各种外界的负面影响因素。这种安全的物理环境设置，会让每一个小组成员可以尽可能沉浸在自己的小组体验与分享中，增强了学习效率和效果。放置沙具的沙具柜或桌子最好摆放在培训现场的四周（或中间），便于学员选择。沙具数量1200个为基础，最佳的沙具配置50～60个/人为宜，一般不少于30个/人，以利于各小组成员能够找到自己最适合的沙具；同时，要准备水、铲子、刷子等备品，也要准备一些可以自制沙具的材料，以备学员们使用。

2.教学设备

教学设备应包括电脑、投影、音响等多媒体设备，书写白板、白板笔、板擦各一个和8开的彩色硬纸以及彩色笔若干。

三、初级培训中的小组陪伴者

初次接触沙盘心理技术的学习者一般都希望在"游戏"中培训师能够到小组中做一做"指导"，但如果参训者人数较多，培训师就不能在培训过程中深入到每一个小组中进行指导。这样，就需要在每一个小组中有一个能够执行培训师指导语以及陪伴小组成员的助手，即小组陪伴者。培训组织单位可以在培训之前招募与分组数量一致的，至少有过体验式团体沙盘心理技术初级培训学习经历并积累了一定工作经验的、能够完全实施培训师要求的人员作为小组陪伴者。

在整个培训过程中，小组陪伴者自始至终都同小组成员一样参与到小组的沙盘心理技术培训活动中。小组陪伴者的主要作用是关爱、陪伴、守护、关照、耐心倾听、等待、欣赏小组其他成员。另外，还可以在小组里发挥以下三个方面的作用：一是在团体沙盘学习活动初期，重点提示培训师的要求及规则，或者在小组成员有出现较严重的违反规则行为时用委婉的语气给予及时的提醒；二是在分享阶段作为其他组员分享的倾听者或在其他组员分享效果不佳时的示范者，带出分享点；三是解答小组成员在体验式沙盘心理技术学习过程中的简单疑问，保证每个小组成员顺利完成学习过程。

因为小组中有了陪伴者，其他小组成员就有了跟随和模仿的对象，也使结构式的沙盘心理技术团体体验式学习能够更加有序、更加有效，能够让学员们有更大的收获。

需要特别注意的是，在整个培训过程中，小组陪伴者一定要牢记自己的职责：隐身地关爱、陪伴小组其他成员，应尽量避免成为培训师的复读机、小组成员的依赖者，更要避免依据自己的经验或者有关书本知识对小组成员形成的沙画进行解释、分析与评价、判断，不要成为小组成员或成员沙盘作品的评价者。

四、承诺仪式

每一天在体验与分享讨论前及每一天结束课程时，培训师要求全体小组成员起立，以小组为单位，手拉手宣誓。

> 指导语——用你手的力度告诉同伴你一会儿的宣誓是认真的，用眼神的坚定告诉同伴你是真诚的。
> 我宣誓：我只带走自己的感受，留下别人的故事。宣誓人：×××（自己的名字）。

这个仪式既可以强化每一个学习者的保密意识，同时也给每一个学习者以极大的安全感，让每一个学员在体验与讨论中敢于表达、乐于表达、善于表达，通过表达真正体验沙盘心理技术带来的成长。

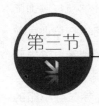

第三节 初级培训的理论内容及课堂要求

在破冰、分组和团队建设这几个环节完成后，就可以正式进入体验式团体沙盘心理技术初级培训程序了。

体验式团体沙盘心理技术培训的特点是培训全程让学员以实际操作为主，所占时间超过总培训时间的75%；理论讲解为辅，只占不到总培训时间的25%。但这只占不到四分之一全程培训时间的沙盘心理技术的基本理论知识是非常重要的，是学习者重要的工作基础，特别是和体验式团体沙盘心理技术培训密切相关的理论更是受训学员必须了解的。这部分理论和体验式团体沙盘心理技术相辅相成，理论的学习可以很好地指导体验式团体沙盘心理技术实际操作，而体验式团体沙盘心理技术实际操作能够促进学习者对参加体验式团体沙盘心理技术培训，以及今后作为沙盘师的工作理念、态度、方法、经验等有更加深刻的感性认识和实际体验。

一、初级理论学时分配及授课形式

我们把初级班3天（或2天2晚）的培训划分成6个单元，每个单元半天（4学时），培训师可以分别在3～4个培训单元中介绍相关理论，每次介绍理论时间不超过1个学时（50分钟）。每一次基本理论知识讲解之后就即刻进行相关的沙盘心理技术团体体验，即结合所讲的内容在结构式团体中进行反复的、内容递进的沙盘心理技术体验。通过在团体沙盘心理技术中的体验来逐渐深入理解沙盘心理技术的理论和体验式团体沙盘心理技术培训的意义，以及沙盘心理技术的操作程序，树立正确的沙盘心理技术工作态度，即在反复体验中坚信沙盘心理技术具有强大治愈功能，从而摒弃把沙盘心理技术作为分析、解释、评估、判断工具的观念；在体验中深入体会沙盘心理技术的"不分析、不解释、不评价、不判断、重感受、重陪伴"的工作原则，着重感受和感悟沙盘心理技术的"自由、安全与受保护空间"的意义，以及沙盘心理技术各个要素之间是如何衔接进而实现这样的最具治愈性的空间的。

二、初级理论课程基本内容及教学重点

1.心理学的起源和终极意义与沙盘心理技术的学习

教学重点：从心理学的起源和终极意义出发，强调在体验式团体沙盘心理技术情境中了解认识自己的重要意义；了解体验式团体沙盘心理技术的核心理念与在沙盘中认识自己的密切关系。

2.沙盘心理技术的历史、内涵及三大理论基础

教学重点：从沙盘三代学者身上可借鉴的理念、技术、方法；强调沙盘心理技术的治愈作用——沙盘心理技术是治愈工具而非评估诊断工具；多拉·卡尔夫的沙盘游戏三足（理论基础）：荣格的分析心理学、东方文化（特别是中国文化）、卡尔夫的整合思想。

3.体验式团体沙盘心理技术核心要素及技术内涵

教学重点：强调"以游戏的心态积极、认真、用心参与，带着关爱的陪伴、关照、守护，耐心倾听、等待，默默欣赏，用心感受、必要时真诚分享"的沙盘过程；深入理解"不分析、不解释、不评价、不判断、重感受、重陪伴"的工作态度；对沙盘心理技术情境中"感受"的内涵和技术界定：情绪的体验和身体的感觉（部位、程度、性质）以及在此基础上脑海里出现的意象、画面、回忆、想法等。

4.沙盘心理技术的基本要素及基本操作

教学重点：沙盘（形状、颜色等）、沙、沙具、水等作用，以及沙和沙具的收集；重点强调沙盘心理技术诸要素中人的因素——沙盘心理师的作用；初步了解沙盘心理技术广义和狭义的工作程序。

5.沙盘心理师初级"人格"实用理论和"共情"的人格基础

教学重点：体验式沙盘心理技术培训独特的人格理论公式（初级）及解释，以此公式中体现人类24种积极心理品质的主人格作为沙盘师的意识容器，以及在沙盘情境中产生共情的人格基础；沙盘培训中"扩大沙盘师意识容器"的理论基础和操作方法；沙盘培训中初步接触个体无意识或"情结"；沙盘无意识水平的工作的内涵和操作。

6.团体沙盘心理技术理论及其应用

教学重点：团体的概念及团体对人心理的影响；团体沙盘的特点；团体类型；团体沙盘心理技术的过程；团体沙盘操作程序；团体沙盘个案报告内容。

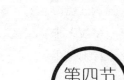

三、初级课堂作业

为了更好地了解和掌握体验式团体沙盘心理技术，更好地理解沙盘的无意识水平的工作，理解沙盘的无意识与意识的多层次沟通与对话等，我们要求在课堂上每一个当"庄家"的学员要完成课堂作业。作业内容包括：小组成员＋成员所拿沙具＋成员分享内容＋沙画主题＋对沙画的整体感受＋几天的成长感悟＋意见或建议（对培训师和培训组织方的意见/建议），以及今后在自己的工作领域应用沙盘的打算、计划和需要得到的具体帮助。

第四节 初级培训的团体沙盘操作体验

团体沙盘心理技术初级培训的目的是通过连续多次的结构式团体沙盘操作体验，逐渐实现我们设定的七个培训目标。而每一次的结构式团体沙盘体验，都可以看作是一个体验式团体沙盘心理技术操作程序的呈现。只要学员认真地、积极地参与并完成学习任务，既能消化理解所学内容，也能逐渐了解体验式团体沙盘心理技术操作程序，进而在培训结束后，把这些操作程序在实际工作中有所创造性地设置团体沙盘心理技术的规则，并进行实际的操作。

一、团体沙盘体验1：感受沙及沙具，初步体验无意识

沙盘、沙、水、沙具及沙盘师是沙盘心理技术工作中重要的基本元素。我们要通过体验来理解这些要素的意义。

（一）沙盘心理技术中的沙与沙具

1.沙子

沙子，是沙盘心理技术中的基础元素。"水"、"少"构成了"沙"字，水中呈现的细小的石头，亦即细小的石头为沙。水带走了泥土，淘剩下来的就是粒粒精华的沙子。沙子，看似普通，但"沙子是创造'世界'的基础"（多美尼科）。沙是经过了大自然上百万年甚至亿万年的锤炼风化而成，沙子既是历史与时间的承载者，同时也蕴涵了不断转化的过程。

人类把大地比喻为"母亲"，沙子也同样孕育生长，孕育着生命，沙是人类的生命之母。同时，沙也可以掩埋宝藏或腐朽与死亡，具有很强的包容、接纳、支持的属性。沙，是一个生与死的界碑，包含着珍珠般的色彩，是历史心性的结晶，有超越时空的属性。因而，沙的治愈作用是巨大无比的。

孩子们见到了海滩上的沙、泥巴，那么这个世界就只有孩子和沙、泥巴了，他们会不断地翻沙子、堆沙等，把所有的创造都可以在沙上实现，玩上一天也还是兴趣盎然（图1-1）。这种玩沙、玩泥巴的经历几乎印刻在每一个人的童年记忆中，因此，沙子和水会使人们退行到儿童早期的体验中。在沙盘心理技术中，"沙子支持、隐藏、掩饰或破坏沙盘中的意象（多美尼科）"，通过灵性自我的诞生过程，这些元素促进了个性化的进程。

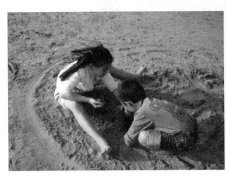 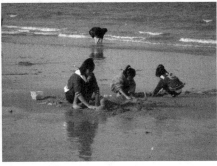

图1-1　海滩的玩沙游戏

2.沙具

沙具（图1-2），也是沙盘心理技术中最基本的要素之一，它们是人类几百万年精神和智慧的结晶，即是集体无意识的内容——原型的表征，也是个体无意识的代言，是来访者意识和无意识心智沟通对话的象征语言。在一般的沙盘心理技术培训或者沙盘工作室配备中，最基本的沙具种类是42类，数量是1200个，当然沙具种类越多、数量越大，那么来访者能够使用的非言语"词汇"就越丰富、越有创造性。参加过我们体验式团体沙盘心理技术培训的一个学校校长，在参加一次学校教师团体沙盘时，面对学校沙盘室1500多个沙具就是找不到自己最想要的那个沙具来表达，颇有感慨，之后立即批准了本学校的沙盘室在半年前递交的添置沙具的申请。

借助沙具，接受培训的学员或来访者可以表达自己的内心世界，尤其是那些难以用语言来形容和描述的心灵内容，可以通过运用各种沙具将自己无形的心理内容以具体的形式表达出来，并在沙盘师的陪伴下观照自己的内心世界，整合自我。

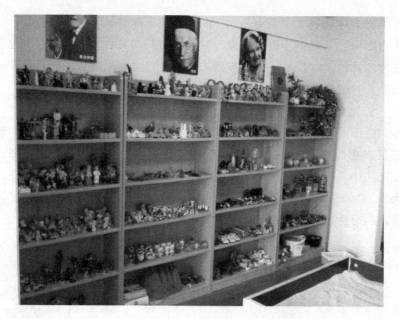

图1-2　沙具

学员常常会问："沙、沙具真有这么大的心灵触动作用吗？"我们在培训中通过一系列操作，让初学者通过体验来感受、理解沙、沙具的作用与意义。

（二）感受沙子练习

一个好的沙盘师对沙盘心理技术中的沙子要有深刻的理解、感受和体验。只有这样，才能理解沙子在沙盘心理技术中的真正意义，进而理解一个来访者所建构的沙盘世界的意义。

1.摸沙体验指导语（参考）

请大家安静下来，静心一分钟……把你的坐姿调整到最舒适的位置，调整你的呼吸……，慢慢闭上眼睛……，把你的双手放到沙盘的沙子中，然后用摸、抓、握等任何自己喜欢的方式来接触沙子……，把注意力放在手和沙接触的感觉上……让自己静下来，默默地感受就好。（**在此处停下来，2分钟左右再进行以下内容）体会一下你自己的情绪以及伴随情绪的身体的感觉，哪个部位、什么性质、什么程度的感觉，以及伴随这种情绪和身体感觉时大脑当中出现的画面、意象、想法以及回忆等。请把注意力放在手和沙子的接触上以及情绪和身体的感觉上，让大脑当中的这些画面、意象、想法、回忆等逐渐生动起来，把这些画面、意象、回忆等定格……（留白5 ~ 7分钟，体验时间控制在10分钟左右。）

注：① 当发现有的学员不能按指令做时，如某学员没有按指令闭上眼睛摸沙或在和别人小声谈话等，这样的指导语（或某一句）可以根据实际情况重复2～3次，有针对性地重复这些指导语就显得尤其必要了；② 在指导语里，可以就某些概念做更具操作性的解释，如"让自己静下来，默默地感受就好"这句话里的"感受"这个概念可以具体地解释成"当你用手用摸、抓、握沙子的时候，体会一下你自己的情绪以及伴随情绪的身体的感觉，哪个部位、什么性质、什么程度的感觉，以及伴随这种情绪和身体感觉而出现的画面、意象、想法以及回忆等"。

2.摸沙体验的音乐选择

在指导语开始的时候，用舒缓的"新世纪音乐"伴随，音量控制在似有似无的状态，直到小组分享结束。

注：随着音乐声缓缓响起，可以将室内灯光慢慢调暗。

3.摸沙结束时指导语（参考）

请大家调整坐姿和呼吸，按照你自己呼吸频率做深呼吸，吸气的时候让气息在腹部多停留一会儿，使腹部尽可能地鼓起来，停留三秒钟……，呼气的时候腹部收回去；吸气和呼气的时候体会一下气流从鼻孔流动的感觉……吸气的时候想象着大地、自然界、宇宙的精华和正能量随着气流进入我们的身体各处，呼气的时候想象着把身体的代谢废物、负能量都随着二氧化碳排出体外……让我们的情绪慢慢平静下来（此时可以慢慢增加室内灯光的亮度）……当我数到1时，请大家慢慢睁开眼睛：10，9，8，…，1。

4.分享摸沙感受

小组成员如果在团队建设时都已经熟悉，这时就可以按顺序进行分享（如果没有经过团队建设的团体，可以要求小组成员先进行3个信息的自我介绍，然后再与组员们畅所欲言，说说自己刚才触摸沙子时候的感受）。

有的人感受到了沙子的柔软，让他想起海边的沙滩；有的人感觉像妈妈的被子，很温暖；也有的人想起小时候与小伙伴一起玩耍的情景，很快乐；也有人回忆起家乡的小河边，既有快乐，也有很多思念；也有人想起曾经工作的辛苦，或者童年的往事，不知不觉流下热泪；有的置身在空旷的原野，心旷神怡。很多人都会感觉到越是用手抓紧沙子，手里的沙子流失得越多；用双手捧着的时候，手里的沙子是最多的。

5.呈现摸沙感受

【指导语（参考）】：大家把刚才在摸沙过程后分享的内容以小组为单位，完成如下内容。第一，请小组成员先选出一位"庄家"，这几天的培训我们把在沙盘工作中第一个动作者称为"庄家"。由"庄家"决定：是小组成员把大家共同的感受共同用沙子呈现出来，还是小组成员每一个人呈现自己的？第二，要求是只用沙盘里的沙子来呈现。第三，呈现后大家继续讨论分享。第四，分享、讨论后给小组的沙盘进行命名，命名时不要求小组内大家一致，可以在一个小组内每个人都有一个自己的命名，然后由"庄家"来决定或统一，然后进行组间分享。

6.沙塑形后的组间分享

【指导语（参考）】：在我们完成了对自己小组沙盘的命名后，我们要进行组与组之间交流分享。组间交流分享时，每个小组的"庄家"留下来作为小组沙盘画面的解说。和小组内的交流一样，组间交流也着重强调在对其他组沙盘的理解、感受和命名。分享时，要理解：自己和其他人不一样的地方就是自己的无意识，了解和接受这些别人和自己不一样的地方，就是自己的意识和无意识的初步沟通、交流。

现在开始组间的交流和分享：请1组到2组，2组到3组，3组到4组，4组到5组，5组到6组，6组到1组……（如果组别太多，根据培训时间可酌情进行组间分享），到指定组给这个小组的沙画起名字。在这个过程中不可触碰他人组的画面。

全部组间分享结束后，感受沙子练习结束。

7.培训师总结沙体验的要点

培训师可以从"沙"在沙盘心理技术中的作用，以及沙与无意识的联系来做一个简短的总结。通过总结明确告诉学员，任何感受都是正确的，没有对与错之分，因为每一个人的生活经历不同，摸沙的感受与意象就会不同。

通过感受沙子这个环节，让每一个学习者体会到一个来访者触动沙子的感受，同时体会沙子包容、接纳、掩埋和流动等作用。

（三）感受沙具练习

沙具，在沙盘心理技术中扮演着重要的角色。每一个小玩具都有其意义，它是我们心灵的代表，是我们在沙盘中表达的基本要素。我们需要通过操作来认识它们的价值与意义。

1.感受沙具操作指导语（参考）

请每一个小组把沙面抚平。

【培训师要分享一个与手里所拿的沙具自己真实故事，以作为下一环节每一个人分享的样板，如培训师拿一个小狗的沙具：】

"大家看到我拿的是什么了吗？狗，对。我喜欢狗，看到它就喜欢，特别是它憨态可掬的样子。刚才走到架子前它就在张望我，我想再看看有没有别的我喜欢的，但一回头它还在看着我。这条小狗让我想起大概我10岁左右的样子，我们家的那条小狗，特别可爱，每天放学回来它都会摇着尾巴跟我跑前跑后，我做作业时它在旁边陪伴着我。过了半年左右的一天，我回来后没有看到小狗，我一问才知道是家里的大人也不经我同意就把它送人了。我知道后大哭了一场。从那之后家里就再也没养狗，害怕养了又失去它。这就是我与这个狗的故事。每一个人你所看到的沙具都与你个人有紧密的联系，都有背后的故事。"

现在，请每一个人走到沙具架前寻找2～5个自己喜欢的沙具（根据小组人数来定数量，如果小组人数比较多，建议沙具数量适当减少，以免分享的时间会比较长），也许它们在那里耐心地等候你几百万年或者你寻找它们几百万年了，或者你就是无缘无故地喜欢它们。取好沙具后回到自己的小组里，把它们握在手里，端详它们、感受它们。然后小组决定分享顺序，每一个人依此顺序向小组其他成员讲一讲你从沙具架把它们拿来时的想法，以及这些沙具，或至少一件沙具跟你自己有关联的、真实的且能在这种场合讲述的故事，就像我讲我的小狗故事一样。

2.音乐配合

在小组成员去挑选自己喜欢的沙具时，舒缓音乐（"新世纪"音乐）配合，音量控制在似有似无的状态，直到分享结束。

3.组内分享

小组的每一个人轮流分享自己这几个沙具的故事，并且有的人的故事还会很多（图1-3）。如，"这个房子是我喜欢的，我是从农村来这里读书后留在这个城市。恋爱时就想找一个有房子的男朋友结婚，婚后和老公单独住，但是没有如愿，结婚后跟婆婆住在一起好多年。我们现在终于有了自己的房子，虽然不大，但是很自在，我每天都会收拾得很干净，心里很满足。我也梦想有一天我能住上这么大的房子，有独立的院子，不被打扰，养着我喜欢的各种小动物"。

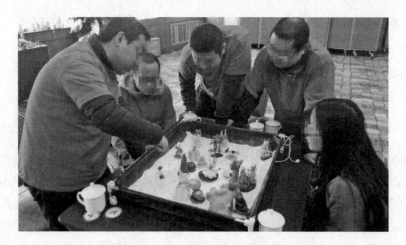

图1-3　小组成员分享自己所喜欢的沙具

4.分享后保留这些沙具

当每一个小组成员分享后，仍然把这些沙具留在自己的手里，我们在下一个环节仍然使用这些沙具，进行操作练习。

5.培训师总结感受沙具的要点

让每一个小组成员都认识到：每一个沙具都具有自己的象征意义，这些沙具的意义既是超越人类个人经验的，同时跟人类个体的联系又是那样紧密，对一个个体来说总会有很多沙具是那么鲜活和有生命力的。所以，尊重来访者对沙具的真实感受、尊重来访者赋予这个沙具的任何意义是一个沙盘师的基本工作态度。

二、团体沙盘体验2：初步进行沙盘创作，感受意识与无意识的沟通

沙盘心理技术主要是无意识水平的工作，而无意识看不见、摸不着，我们要通过一系列的体验与操作在结构式团体逐渐营造的自由、安全与保护的空间内，触摸无意识，理解沙盘心理技术的工作原则及工作过程。

（一）沙盘心理技术中的意识与无意识沟通

从心理分析临床观点来看，许多心理疾病的背后，都是由意识与无意识的冲突引起的。要想解决这种冲突，就需要意识与无意识的沟通与对话，达到意识与无意识的整合。这也是人的内在发展，以及创造与意义获得的途径。而沙

盘心理技术恰恰提供了意识与无意识之间的多层次对话的可能性。

此步骤的沙盘心理技术体验更注重让学员来初步感受意识与无意识的沟通，感受意识与无意识沟通后的效力。

在每一个学员对沙盘心理技术中的主要元素——沙子及沙具有了初步的认识后，我们要借助各位学员在上一轮体验中的自己最喜欢的几个沙具来与沙盘进行联系，加深对沙盘心理技术的感受。

在此训练阶段要求初步体验沙盘非言语的工作模式；初步体验在一定规则下自由表达的感受；初步体验遵守规范所带来的保护与被保护；初步感受个人在小组里的安全感；初步感受别人摆放的沙具与自己心灵的联系；初步体验小组成员共同对沙盘的感受。

（二）首次沙盘创作

把上一轮操作体验并分享后的2～5个沙具按照一定规则放在沙盘中，让每一个小组成员的意识与无意识与他人的意识与无意识接触，深入感受每一个沙具的意义，以及心灵语言在沙盘心理技术中的使用与呈现。

1.摆放沙具指导语（参考）

小组以自己的方式确定小组成员摆放沙具的顺序，如手心手背、石头剪子布。第一顺序人，我们称为"庄家"。大的规则是：① 在整个过程中，包括到最后也不能触碰他人的沙具；② 全程没有语言交流（如果有小组陪伴者，请适时注意提醒）；③ 自己的沙具在下一个组员摆放上之后，就不能再移动；如果想移动，算一次动作（即少放一个沙具），这个规则在本次的操作体验中要遵守到最后；④ 直至小组成员按规则结束沙盘。

在我们的大原则统一的情况下，其他细则由庄家来定，细则如下。① 一次摆放沙具数量及轮次。如，每人每次只摆放一个沙具，由"庄家"先开始摆放，然后再由第二人跟着来摆放，每一个人都轮流摆放完了，算一轮，手里有几个沙具就摆几轮，或直到手里的沙具摆完为止；或者是一人一次把手里的沙具全都摆上，下一个人再把手里的沙具一次全都摆上，共摆一轮。② 动沙是否算动作。动沙子是否也算是一次动作，即了沙这个动作算不算是摆放一个沙具，即减掉一个沙具，亦即有动沙的动作后就不能在此轮摆放沙具；或是动沙的动作不算动作，不减掉沙具。采取哪一种方式，由庄家来决定。摆放过程一共10分钟。我们给庄家3分钟时间决定，并告知小组成员。

3分钟后，我们就进入无声的工作状态。

（此环节在时间允许的情况下，小组成员可以轮流坐庄（第一摆放人）按步骤进行重复练习。)

2.沙盘创作时的音乐配合

当指导语结束，学员们开始进行第一次沙盘创作时，配以舒缓音乐，音量控制在似有似无的状态，直到组间分享结束。

3.小组陪伴者

要注意在每个环节小组成员出现不遵守规则的情况，特别是比较严重的违反规则时，可以提醒"我们遵守规则啊"（如果没有小组陪伴者，培训师可以不针对某人给出委婉的提醒"大家要遵守规则哟！"）。在分享过程中引领大家完整地分享每一个要点。

4.组内分享

（1）指导语（参考）沙盘心理技术强调的一个重要方面就是意识和无意识的沟通、对话。就沙盘心理技术来讲，意识和无意识的沟通、对话可以有几个层次。在初级班的培训里，我们首先接触的是最普通形式的意识和无意识的对话。我们的假设是：面对小组共同完成的沙盘画面，在理解、感受和命名时其他人和我不一样的地方就是我的无意识，了解和接受这些别人和我不一样的地方，就是我的意识和无意识的初步沟通、交流。现在按小组"庄家"（或从最后一个人）开始的顺序进行分享，直至到分享完为止，主要说说：① 摆放时的想法；② 摆放过程中的感觉；③ 你觉得，沙盘上哪一个部分最喜欢；④ 总体画面感觉如何；⑤ 对你们创作的沙盘给出一个主题命名。最后小组用集体的智慧给出一个共同的主题命名。如果小组成员不能统一命名，则可以保留自己的主题命名，由庄家最后决定。如图1-4所示。

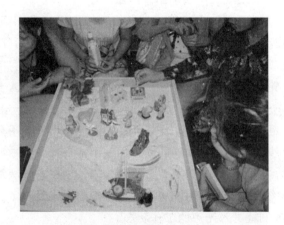

图1-4　小组内的分享

（2）分享感受

【分享1】这真是太神奇了，我们都分别去拿自己喜欢的沙具，并没有语言交流，最后却能组成一个完美的画面，而且这个画面让我们都很兴奋。

【分享2】我们虽然没有语言交流，但在第二次摆沙具时我们就相互跟随了。这让我有所感悟：我们团队成员分别去拿自己喜欢的沙具，其实每一个人都有自己的个性和自己所喜欢的事，但是只要为了一个共同的目标，我们能够把自己所喜欢的内容与大家一起分享、一起共存，达成一致。最后形成的画面既有我们自己，更有大家的。你中有我，我中有你，这是一种和谐的幸福。

5.组间交流与分享

小组内部分享之后，要求组与组之间进行分享，这是为了进一步感受意识与无意识的沟通，并体会每一小组所创作的作品的意义，学会尊重每一个人、每一个团队的创作。如图1-5所示。

【指导语（参考）】：现在我们进行组间交流。和小组内的交流一样，组间交流也着重强调在对其他组沙盘的理解、感受和命名时，自己和其他人不一样的地方就是自己的无意识，了解和接受这些别人和自己不一样的地方，就是自己的意识和无意识的初步沟通、交流。现在开始请庄家留下来，其他成员按下列顺序到其他组交流：请1组到2组，2组到3组，3组到4组，4组到5组，5组到6组，6组到1组……（如果组别太多，根据培训时间可酌情进行一定数量的组间分享），到对方组给他们小组的沙画起名字，然后听庄家分享他们组的沙画。在这个过程中不可触碰他人组的沙具，不要在他人组的沙面留下任何痕迹。每个组分享3～4分钟时间，再到下一组分享。在分享过程中，庄家要认真对待对方组给起的名字以及提出的问题，这可能正是本组成员还没有意识到的内容，是小组成员的无意识呈现。

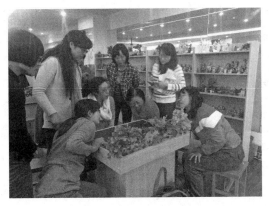

图1-5　组间的交流与分享

（三）沙画的拍照

1.拍照指导语（参考）

请拿出你们的照相机，给你们小组的作品拍个照，拍照时建议有四个的角度，分别是小组正面的角度、自己的角度、俯视的角度及小组正面相反的角度，然后再选择重要的，比如沙盘中心部位、四个角、突出的、掩埋的、排成一条直线的、围成一个圆圈的沙具，或是其他你们自己认为需要拍照的地方。一定注意在拍照时不能触碰任何一个沙具，更不能有小组成员身体的任何部位。

2.拍照的意义

拍照的练习是训练初学者从不同的角度感受沙盘；进一步加强提供自由保护空间的意识；学会尊重他人的表达；从其他人的角度欣赏共同所创建沙盘世界的快乐。另外，也是练习为来访者留存工作档案，更是作为自己成长与反思的材料。

（四）拆、放沙具

【指导语（参考）】：沙盘师对于拆沙具一般具有两种态度。第一是，不想让来访者去破坏自己建造的沙盘世界，认为来访者去破坏自己建造的沙盘世界会对来访者造成心灵伤害，或者是想让来访者离开后还保留着他自己建造的美好的心灵世界，因此要等来访者离开之后由沙盘师或别人来拆除。第二是，既然来访者可以在沙盘里建立一个心灵世界，也可以拆除了，下次再重新建立另一个新的世界。

所以，如果作为沙盘师的你持第一种态度，你就可以先去休息，由小组其他成员拆除；如果你持第二种态度，就同与你有一样态度的小组成员一起来拆除。

沙盘师把沙具放回沙具架中也有两种态度和做法：一种是把沙具按类别整齐摆放回沙具架里，以便有来访者做沙盘时容易找到他想要的沙具；另一种态度则是把从沙盘里拆下来的沙具随便放回到沙具架里，这样在下一次找沙具时体会那种像淘宝贝一样在众多沙具里不断努力寻找自己喜欢的沙具、一下子找到了儿时的快乐，或者决定暂时放弃寻找某个沙具而在寻找其他沙具时又偶遇这个沙具时的惊喜。现在怎么拆沙盘、怎么把沙具摆放回去，都由你自己来决定。现在开始拆盘并把沙具放回沙具架（桌）里。

（培训结束后，沙盘师回到工作单位带团体沙盘时，沙盘师可以征询小组成员的意见，或由沙盘师开始就制定好拆沙具与放沙具的规则）

（五）对钟爱的沙具态度

【指导语（参考）】：如果你特别喜欢某一个沙具，这对于你或一个来访者来说都是有治愈意义的。通常情况下，一些来访者会私下拿走沙盘室里自己喜欢的沙具。如果沙盘师看到了，可以告诉他下一次再带回来。如果他的亲属来阻止他，我们尊重他们自己的家庭规则就好。如果在这个培训现场你有喜欢的沙具并且想拿走，证明你内心里存在的那个小孩子喜欢，这可能与你现在的社会身份（沙盘师）不相符，但这就是意识与无意识冲突。童年时期没有被满足的需要已经被压抑为无意识的需要，这个无意识需要并没有因为你成年了就不存在了，现在你对某个沙具强烈的渴望就表明这个需要还在。今天你先拿回去好了，因为这里的沙具属于培训机构的，不是我个人的，希望你明天再带回来。如果最后一天还是有喜欢的，说明你对它有很深的感情，你最好用自己"老师"、"妈妈"、"爸爸"的积极方式与培训机构的负责人商量来满足自己内在儿童的需要。

（如果针对我们的来访者，看到他要拿走他喜欢的沙具时，仅就嘱咐他带回来就可以。以上解释意识与无意识的需要主要针对学习者）

（六）重复练习

如果培训时间充足，请仍用这几个沙具重复以上标题（二）"首次沙盘创作"中的步骤1～步骤5，或是在课后练习中每一个小组成员都可以重复这个练习，建立起与沙具的联系，并且深刻体会意识与无意识的沟通。另外，也需要深刻理解：在实际工作中，每一个来访者是自己沙具的主人，具有对自己沙具的最终解释权，我们要逐渐养成避免对他们的沙盘进行评价、分析与判断的习惯。

坚信"复杂的事情简单做，简单的事情重复做，重复的事情认真用心做"，你就会成为真正的沙盘心理技术方面的专家。

三、团体沙盘体验3：体验沙盘中的自由表达，感受团队中的安全感

沙盘师对于来访者的沙盘应持旁观、尊重的态度，"不分析、不解释、不评价、不判断、重感受、重陪伴"的非言语工作是沙盘心理技术的基本工作原则。沙盘师的责任是给来访者提供一个安全、自由、受保护的空间，并且维持这种安全感。我们设置的体验与操作，就是让每一位小组成员来感受自由表达的畅快，来感受来自小组成员给予的安全感。

（一）沙盘工作中的安全感

沙盘师在工作中，遵从"四不二重"原则，综合沙盘诸要素为来访者营造一个受保护的空间。在这个自由、安全的空间里，来访者可以敞开心扉，"说"出自己的心声；在这个自由、安全的空间里，意识和无意识在来访者的心智间交融并激发来访者产生丰富的意象，重新建立自我与自性的联结。非言语是沙盘工作的基本常态，除非来访者邀请你说话，否则应该尽可能保持沉默。在接到邀请说话时，你也要以保护来访者为前提，让来访者多去表达。同时，在整个工作中，也要注意自己的面部表情和肢体动作，以免干扰了来访者的表达。

此阶段的训练，我们的目的是让每一个小组成员表达自己最想表达的，让每一个成员获得被尊重、被接纳、被保护的感受。

（二）用自己最喜欢的沙具创作沙盘

1.指导语（参考）

请大家去寻找自己最喜爱的1～N个沙具（根据小组人数及培训时间来确定），并暂时保留在手上；听到指导语后开始进行小组沙盘。已经当过庄家的先轮空，把机会让给小组其他成员。

各组仍然用自己的方式由小组第一人（庄家）决定摆放的先后顺序、摆入的轮次，以及摆放沙具的规则和相应的动作。这个动作可以摆放你手里的沙具，或者做一种地形，例如挖沙子、堆沙子、开水道等，又或者是修改自己原有沙具的位置，拿走也可以，但不可以触碰别人的沙具。到最后一轮结束，或者时间到了之后的最后一个动作完成后，可进行拍照。全程不需要言语交流，也不需要用表情或肢体语言交流。

在沙盘体验操作过程中，庄家是实际的来访者。在具体的沙盘摆放过程中，每一个小组成员都要进行着来访者与沙盘师的角色转换，也就是要"轮流坐庄"。我们不断地进行角色转换，体会在具体的工作中作为来访者的感受以及作为沙盘师的感受，能够让我们更好地成长和掌握相关技能。

摆放沙具过程为20分钟。

2.音乐配合

当沙盘制作体验开始时，配以舒缓音乐，音量控制在似有似无的状态，直到组间分享结束。

3.小组陪伴者

注意在每个环节小组成员有不遵守规则的情况时，必要时不针对某一个人，给大家一个委婉的提醒"要遵守规则哟！"，特别在最后一个动作完成过程中注意提醒小组成员要遵守时间。

4.拍照

【指导语（参考）】：请大家拿出你们的照相机，按照我们说过的规则给自己小组的沙盘作品拍照；拍照时，再一次提醒大家不能触碰沙盘中的沙具。

5.组内分享

由第一个人到最后一个人或是由最后一个人到第一个人的顺序，小组每一个成员开始分享，包括：① 拿了什么沙具（每一个来访者对自己的每一个沙具都有自己的解释与意义，我们倾听并尊重）；② 拿沙具时的想法；③ 每一次动作时的想法和感受；④ 在整个过程中别人的动作是否让你有感受；⑤ 喜欢与不喜欢的部分；⑥ 整体感受，给沙画命名。

【分享1】这又是一次心灵的历练。当我的地形弄出来后而被别人再动时，我的心是揪起来的：他到底想怎样？是好是坏？是不是我想要的？大脑迅速在转。几轮下来，我有点出汗了。最后是大家逐渐帮助我实现了我的愿望，比我想象得还要好。我感受到被尊重的意义。

【分享2】在本次活动中，我的沙具放下之后，小组每一个成员都围绕着它来动作，并且在放自己沙具时也会相互考虑。这个画面让我很感动，刚开始我不知道我会不会影响了大家，结果是大家为了我而动作。我逐渐明白受到大家保护的那种感觉。

6.组间分享

培训师根据小组数量，进行合理的安排，进行组间交流，要求同前一个体验一样，交流分享他组的沙画并给对方组的沙画命名，并听庄家来分享他们的沙画。最后回到小组，由庄家再给自己小组成员讲一遍，并再进行讨论与分享。

7.再拍照、拆沙盘

请把修改过的沙画再拍照，并按拆沙具的要求，请大家拆沙具并放回沙具架，然后把沙面抚平。

四、团体沙盘体验4：扩大意识容器的初级体验操作

我们在许多理论书籍中看到"扩大意识容器"或是"意识到无意识中播种"，其中的"扩大"、"播种"都是动词，怎么去操作呢？我们并不能完全掌握其要领。而在体验式团体沙盘心理技术的情境中，我们设置了这样的操作，

进行"扩大意识容器"或感受"意识到无意识中播种",使书中的"概念"实施有了可能。

（一）扩大意识容器的意义

意识作为人类精神过程中光明性的存在，无论是教育还是心理工作都不可或缺。只有通过学习，扩展自己的意识范围或意识容器，个人才能获得充分发展。意识是心理结构的一部分，是此时此刻对心理活动的觉察和认知，意识可以让我们更好、更快地觉察、认识我们的整个人格。在体验式团体沙盘心理技术培训中，我们假定沙盘师的主人格就是意识容器，其内涵是"天理、良知、24种积极心理品质"。因此，沙盘师的意识容器越大，其主人格就越稳定，其整体人格就越趋近于和谐，沙盘师就越能有稳定而合适的工作角色和稳定的情绪，也会有丰富多彩的生活。

与意识相辅相成的，荣格认为是无意识。荣格认为：人的无意识有个体的和非个体（或超个体）的两个层面。即"个体无意识"与"集体无意识"。个体无意识依赖个体经验而存在，主要由那些曾经被意识到但又因遗忘或压抑而从意识中消失的内容所构成的，是个体由冲动、愿望、模糊的知觉以及经验组成的无意识。荣格进一步阐述：个人无意识的内容，主要是由具体情绪色彩的情结构成，它们构成了心理生活的个体的、自私的方面。荣格将之称为"情结"，也可称为次人格。情结干扰意志意向，扰乱意识过程：它们起骚扰记忆和阻碍一连串联想的作用。情结在控制我们的思想和行为方面产生着极为强大的影响。

> 如一个婴儿从桌子上掉下来，他意识到了痛，开始大哭起来，大人们也表现出担心，这之后大人们不再让他上高处。这个婴儿长大后当时从桌子上掉下来的痛与害怕早就在意识里被遗忘，但它仍留存在无意识里：只要他上到高处，当年的痛及各种担心的声音（无意识）就让他感到害怕，就有了"恐高"。
>
> 一个小姑娘想吃点糖或饼干，但家庭经济条件不好导致她的这个愿望不仅实现不了，而且经常会被训斥，这个愿望逐渐地就被压抑在意识之下的无意识中。工作后，长大了的小姑娘自己有能力买食物了，但在其生活中她仍然不常吃甜食，因为吃甜食时被训斥的痛苦（无意识）影响着甜食味道。另外，在亲密关系中，她从不愿意主动从丈夫那里要钱（当年要钱会被训斥的痛苦是"情结"），尽管她意识上认为丈夫的钱也是自己的钱，但如果丈夫不主动给钱，她就会很情绪化地同丈夫找茬，在吵闹中会"提醒"钱的事。丈夫也很委屈，"直接说缺钱要买什么多好啊"。

在体验式团体沙盘心理技术培训中（初级班），我们提出如下的简单"人格"公式，并通过这个公式来初步形象地理解并非复杂的主人格与次人格。

刘老师

刘建新 = 刘爸爸 + 小刘二

刘咨询师

这是体验式团体沙盘心理技术培训中经常讲到的一个基本的"人格"公式。刘建新有很多个人格侧面。当刘建新在教学情境下、在孩子面前、在来访者面前呈现出人类24种积极品质的时候，我们假定这时的刘建新才是"刘老师"、"刘爸爸"、"刘咨询师"。"刘老师"、"刘爸爸"、"刘咨询师"是刘建新的主人格，我们认定这些主人格更多的是意识化的。而刘建新的另外一些人格侧面，更多地是以无意识的形式呈现的，是刘建新心理结构的情结部分，是次人格结构，我们用"小刘二"来命名。"小刘二"是刘建新个体曾经历的真实生命过程，代表着刘建新的"非性的亲密关系的需要"以及主人格对这种"非性的亲密关系的需要"的觉察、认识、接受和实现，满足和实现后的正性、肯定、积极的情绪体验，未能满足、未实现后的负性、否定、消极的情绪体验，以及处理这种负性、否定、消极情绪的模式等，更多的内容是在前言语阶段的经历，是不曾意识化的，体现在非性的亲密关系中的这部分无意识的心理内容，构成刘建新的重要的次人格结构，经常披着刘老师、刘爸爸、刘咨询师等的外衣行事，并影响着刘建新的主人格的稳定，例如，打骂孩子时的刘建新就不是刘爸爸，而是小刘二借用了刘爸爸的角色来满足他童年的未满足的某个需要。如果不想让小刘二影响或控制刘爸爸、刘老师、刘咨询师这些主人格的稳定，我们就要不断挖掘刘老师、刘爸爸、刘咨询师身上的优秀品质（扩大意识容器），让主人格更加稳定；同时，用相对稳定的主人格多觉察、认识、接纳和实现小刘二的需要，或者妥善处理因需要没能被满足而产生的负性、否定情绪，并以老师、爸爸等主人格身份尽量满足小刘二的需求，至少接受他的负性、否定情绪，这样小刘二就可能安稳了，小刘二与刘老师、刘爸爸、刘咨询师就和谐了，小刘二对刘老师、刘爸爸思想与行为的负面影响也就减少了，也使刘建新内在的创造动力和快乐被激发出来、呈现出来。

（二）扩大意识容器的操作

1.培训师分享一个主题故事

培训师在课前选出几个优秀品质的词，如感恩、奉献、自律、无私、勇气等作为扩大意识容器的操作主题，再准备与这些主题相吻合的歌曲或音乐。

以感恩主题故事为例，播放与《感恩》歌曲作为背景音乐，培训师拿1～N个与自己"感恩"主题有联系的沙具，声情并茂地讲述与这个主题一致的自己真实的故事，渲染气氛、感染每一个人，把每一位学员带入与这个主题故事的浓烈气氛中。

2.同唱歌曲渲染气氛

培训师讲完故事之后，音乐声渐大，请每一位学员站起来，一起唱这首《感恩》的歌曲。

歌唱结束后，主持人把歌曲的音量降低而作为背景音乐。

3.扩大意识容器操作指导语（参考）

我相信，每一个人都会通过我的故事想起身边值得感恩的人或事，让我们每一人沉浸在自己的情绪和与自己有关的感恩故事中，让这些人与事在头脑中逐渐清晰、生动起来（3分钟左右），并放大、定格。

（3分钟后）现在，请每一位学员到沙具架前拿不限数量的沙具回到小组内，在沙盘中做自己的表达，自己想怎么摆放就怎么摆放。在拿沙具和在沙盘中摆放的过程中，组员间不要语言交流，只在沙盘里做自己的表达，在沙盘中表达摆放结束并与自己的这些沙具再作联结，看看它们，多做感受。每一位成员完成在沙盘中表达摆放后，由新庄家决定组内分享的顺序。

4.组内分享

【指导语（参考）】：每个小组成员开始先分享自己的主题故事，组内分享完后进行组间分享。组内分享的过程中，使每一个小组成员可以从其他人的故事中学习到很多，对于"感恩"有了更加深刻的理解，并加深自己对感恩这个主题的感受。

5.第一人称单数的组间分享

【指导语（参考）】：庄家以第一人称单数的形式，把小组成员所有"感恩"的故事作为自己的感恩故事来讲给其他小组成员听，每一次讲解5分钟，小组成员都回来后，还需要给小组成员再讲一遍。现在开始。

（组间分享顺序参照其他操作的组间分享。）

（如果小组数量少，或仅有一组，可以尝试让每一个小组成员在小组内轮流以第一人称单数的形式把其他小组成员的"感恩"故事作为自己的故事来给其他小组的组员讲）。

6.请学员谈感受

根据组别数量的具体情况，可以请1～3个庄家来分享他以"第一人称单数"讲故事的感受。

> 我以第一人称单数把小组所有感恩故事变成自己的故事来讲时，开始二三遍会有点强扭的感觉，但四五遍以后我发现小组成员的故事就是自己的故事了。我以前只感恩我父母的某一方面，现在我从小组成员的分享中觉得父母更伟大了，还有兄弟姐妹和同事、朋友。

如果时间允许，可以在培训时把24种积极心理品质都作为主题进行上述模式的练习。当然，在课后练习是更重要的，"复杂的事情简单做，简单的事情重复做，重复的事情认真、用心做"。

五、团体沙盘体验5：感受团体的动力及无意识被尊重

结构式团体提供了每一个人学习与成长的机会，我们通过操作与体验，让每一个成员感受团体的动力及在团体中被保护与尊重力量。

（一）感受团体力量

在团体沙盘训练中，当每一个小组成员的无意识被尊重时，就会产生一种归属感或共同的联接感，小组的凝聚力也因此而增强。当彼此的联系越来越强时，每一个人在小组中就会感到越来越安全，并也就敢于开放地表达他们自己心灵的秘密，进一步进行有意义的自我探索。当小组成员彼此给予自己真实的感受时，也会接收到小组其他成员真实的反馈。

在接下来的训练中，让初学者逐步体会意识与无意识沟通的魅力，感受沙盘心理技术强大的治愈功能，并体会团体沙盘的功能和意义。如果时间允许，要求每一位小组成员都轮流作为庄家来摆放沙具，其他人跟随，以此来体会自己的无意识受到尊重时的感觉，体会安全、自由、受保护的意义，体会团体的内在动力，体会相互之间的意识与无意识的表达与沟通。

（二）创作主题或无主题沙盘

此次沙盘创作，可以是有主题的，也可以是无主题的。主题确定可以根据来访者年龄、职业等情况而定，比如"美丽家园"、"和谐校园"、"梦想"、"送给孩子的礼物"。有无主题，由庄家来制定。此次沙盘创作让小组成员依次拿N个沙具（规定同类别的，也可以是不同类别的），并且是在前一个人在沙盘里摆放之后，下一个人再去拿沙具摆放；第二个人摆放后，第三个人再去拿沙

具回来摆放。开始取沙具和摆放沙具过程中仍然要求不说话，这就使每一名学员都要学习用心关照小组其他成员的感受，在尊重别人的同时来表达自己，感受团体的力量，加强小组的凝聚力。通过深入的体验，让每一个参与者更加感受和理解沙盘心理技术的心理健康教育作用和自性发展的内涵。"静静地建造沙世界和体验本身就有治愈和康复的价值，它使来访者有了一个将最内在的想法和感觉用可观察到的方式释放到沙盘之中的机会。"（【美】博伊克，古德温著.沙游治疗——心理治疗师实践手册.田宝伟等译.北京：中国轻工业出版社，2012：73.）

1.主题或无主题沙盘操作指导语（参考）

请各小组按着自己的方式选出庄家，由庄家来决定摆沙具的顺序、是否有主题等规则。可以从庄家第一个人开始，每一个人拿同类别（或交通类、或建筑类、或花草类）的最多3～5个沙具，也可以是不分类别的3～5个沙具。摆放沙具结束后，再由第二个人拿沙具摆放，以此顺序往下进行，小组成员全部轮流后算一轮，一共3轮（拿几个沙具及摆几轮，要根据培训现场每一个小组人数及创作沙盘时间等因素具体决定）。在任何时候都不能动别人的沙具，如果有组员中间不想摆放沙具也可以轮空。我仍然要求在摆放过程中不使用任何语言，包括面部表情、肢体语言，而要用心去交流。当别人摆放沙具或动作时，你体会自己的感受。哪一个小组摆放结束后请举手示意。我们现在开始。

2.音乐配合

当开始小组动作时，配以舒缓的音乐，音量控制在似有似无的状态，直到组间分享结束。

3.小组陪伴者

注意：在每个环节上，如果有小组成员出现不遵守规则的情况时，小组陪伴者给出必要的、委婉的提醒"要遵守规则哟！"。此外，在小组最后的分享中，引导大家谈出自己的感受。

4.拍照

【指导语（参考）】：请大家拿出你们的照相机，按照我们说过的规则给自己小组的沙盘拍照。拍照时，不能触碰沙具，也不能在沙面上留下痕迹。

5.组内分享

【指导语（参考）】：请大家依次说说：① 每一轮拿了什么沙具，摆沙具时想法；② 拿沙具以及摆放沙具时自己的感受，他人摆放沙具时自己是否有感受；③ 说说让你印象深刻的沙具或地方；④ 对这个沙盘画面的整体感受是什么；⑤ 给小组沙盘起个名字。

6.移动自己的沙具

在小组每一个成员都分享后，大家对沙盘上每一个沙具的意义就会多些了解，小组中的某个成员可能会对沙世界的某些方面（某个位置、某个沙具、某人的动作等）作出反应。这些反应通常会引发该成员的心灵活动，引发了去移动某个沙具的需要。重建沙盘世界对于一个来访者来说是非常重要的步骤，来访者是用意识接受和整合了无意识内容，治愈与转化就可能发生。

【指导语（参考）】：请大家站起来，从沙盘的四个边、四个角再认真看一看感受一下沙画，然后每个人在不影响别人沙具和沙画主题的情况下，可以动一个自己的沙具，原则是不影响主题画面；也可以选择不动。别人的沙具仍然不能碰，然后再坐下来感受沙盘并相互交流。

7.组间交流

培训师根据小组数量进行合理划分并进行组间分享。方式可以与上一个体验进行组间交流的方式一样，进行组间相互交换感受与体验，可以拍照片。在时间允许的情况下，尽可能使所有的组都轮流交流、分享一遍。

8.再拍照、拆沙盘

请大家根据自己的意愿拆沙具并放回沙具架。

六、团体沙盘体验6：体会团体操作规则和程序，并积累带团体的经验

团体沙盘是小组成员在团体规则下的工作，"没有规矩不成方圆"。这种规则既限定了自己也限定了别人，既是对自己保护也是对他人的一种保护。沙盘师要在操作中体会每一种规则下的感受，积累带团体的经验。

（一）沙盘团体操作规则

团体规则就是成员共同认可的关于期待行为的看法或规定。如果团体中行为规范的标准是模糊的，就有可能在团体活动中花费大量的时间放在讨论规则上，而且成员会紧张，担心自己的什么行为适当、什么行为不适当。在一次成长小组的团体沙盘中，如小组庄家开始制定的规则是每个人每轮最多拿两个沙具，第一轮拿沙具时小组每个人都按庄家的规则拿两个沙具，在第二轮时就有人违反规则，当其他成员问责时，庄家说，"随便吧"。如此，接下来的学员一个比一个拿得多，最后沙具把沙盘几乎填满了。分享时，小组成员说因为庄家

规则的随意性，开始让他们对不守规则的人有不满的情绪，但越来越觉得正是庄家的无原则才导致如此状况，这让他们很愤怒。通过讨论小组成员都感受到了规则的重要性。因此，在团体初始阶段，结构式的团体是必要的，应该制定出有助于团体达到目标的基本规则和程序。

这一阶段体验的主要目的，是让每一个小组成员每人都轮流做一次庄家，庄家有权自己制定规则，并按其制定的规则开始建构沙盘。此训练的目的是让每一位学习者来体会作为来访者在沙盘中的自由与保护，以及体验式团体沙盘的操作程序，并由此积累带团体沙盘的经验。

（二）沙盘团体操作程序训练

使用结构式团体沙盘进行心理健康教育更安全、更易掌握。团体沙盘的操作过程中，小组带领者的角色在沙盘活动的初期比较重要。初期工作中，小组带领者带领小组成员本着"不分析、不解释、不评价、不判断、重感受、重陪伴"的原则，使每一个人在小组中建立起安全感，团体凝聚力也会因为小组成员的敢于表达、真诚分享逐渐增强，体验式团体沙盘的心理健康教育作用及成员个体自性的发展意义都能充分地发挥或体现出来。

在本训练环节，我们更加明确地训练每一个小组成员作为小组的带领者（庄家）所有的工作模式，如制定规则、引领过程、带领分享、最后总结。

1.团体沙盘操作指导语（参考）

请小组按自己的方式决定摆放沙具的先后顺序，轮流做团队带领者，我们也称为庄家。由庄家制定规则，如：① 拿几个沙具，是同类的，还是不同类的；② 摆几次（轮）；③ 中间动沙的动作算不算一次拿沙具的机会；④ 可不可以移动自己的沙具，或是谁可以移动自己的沙具，什么时间可以动；⑤ 最后分享什么内容等。每一个成员做一次带领者（庄家），做完一次沙盘，在小组内分享。在整个训练中，带领者（庄家）体会你自己带领团体的感受，其他人也要体会带领者（庄家）在带领过程中及小组成员相互之间协调的感受，并觉察自己在沙盘工作中的态度。记住在上述过程中，除庄家设定的移动沙具规则，任何人都不能违反规定去动别人的沙具。摆放之后拍照并分享，并且拆除沙盘放回到沙具架，抚平沙面，重新由下一位庄家开始。全部结束后举手示意。现在开始。

2.音乐伴随

当开始小组动作时，配以舒缓的音乐，音量控制在似有似无的状态，直到全部轮流带团队结束。

3.小组陪伴者

小组陪伴者参加到小组活动中，不干涉任何一个带领者（庄家）的工作，与其他小组成员一样在每一次的小组带领者（庄家）的带动下一起活动。如果在训练期间有成员询问，就把问题交给当时的小组带领者（庄家）或由小组成员一起进行讨论。

（三）小组带领者（庄家）训练要点

1.制定沙盘团体规则

这是保证团体沙盘心理技术活动顺利进行的必要步骤。小组带领者（庄家）可以回忆前五次"团体沙盘体验"培训师给出的规则，也可以自己再补充或创造新的规则。无论什么规则，在小组活动中，带领者（庄家）自己一定会有所感受，其他小组成员也会感受到这种规则所起的作用，并且会有反思。

2.相信沙盘的治愈功能

沙盘体验是触及心灵的，所以，团体中的每一个成员在此过程中都会有所成长。在团体的沙盘活动中，每一个学员都要了解到只有沙具的主人才能赋予自己沙具的意义。在任何一次沙盘工作中，带着关爱的陪伴，默默欣赏，静等花开，欣赏着每一次画面。摆放结束时，带领者（庄家）可以带着大家来分享："拿沙具时是怎么想的？"，"摆放过程中有感受的地方？"，"哪里是让你最满意的地方？"，"有没有哪个沙具让你有感动？"，"对整体的沙画有什么感觉？"，"我们从不同的角度看看这个沙画，我们的感觉是什么？"，"为这个沙画设定一个主题，你认为什么名字更贴切？"，"我们把大家的主题归纳起来，用一个共同的主题，根据这个共同的主题，我们有没有需要调整的沙具，每人限若干个，只能动自己的沙具，严禁动别人的沙具。"。在每一句分享引领中，要留有足够的时间让每一个小组成员来分享，特别当一个成员不是马上说话时，庄家和小组其他成员要静默地陪伴，让该成员有足够的时间体验自己所感受到的，当他愿意说时，他一定会说。

以上""内的每一句话都可以成为分享的段落，并且每一个段落都要有充分的时间，不要为分享而分享，要注重分享的内容而非形式。

3.回顾自己的工作过程，并有所觉察

在此训练阶段，每一个小组引领者（庄家）在工作之后，要对自己的规则制定、工作态度、引领的能力及自己在引领过程的体会等有所回顾及觉察，也可以就自己不确定的问题与小组成员进行一些讨论，以便增加自己带团体沙盘

的工作经验，注重经验积累和提高能力。

（四）培训师及其助手

在各小组体验与训练过程中，培训师与助手（培训师可以带助手或没有助手）可以在场内巡视，如果有人提问题，可以及时解答，并提醒大家注意遵守规则，并看到某位学员情绪变化时，及时提醒其他小组成员进行支持。

（五）请学员谈感受

体验与训练结束时，可以请几位学员谈一谈这一次训练的感受。这既是一次自我表达的机会，也是相互学习与成长的机会。

七、团体沙盘体验7：体验"游戏"的魅力，增强团队凝聚力

沙盘心理技术起源于威尔士的《地板游戏》和洛温菲尔德的"游戏王国技术"，因此"游戏"是沙盘心理技术疗法的最重要的特征之一，同时也是所有心理技术中所包含的一种重要因素。我们通过操作体验充分体会"游戏"在沙盘心理技术中的魅力，以便在今后的工作中放下面具，以"游戏"的心态进行工作。

（一）沙盘心理技术中游戏的意义

游戏锻炼着人类的能力，游戏孕育着人类智能的发展，游戏中也包含人类的智慧。人们需要并渴望通过游戏来释放创造力、内在感觉和记忆，并将它们带到外在现实。大部分人在童年都有过在沙滩或沙坑玩沙的经历。因此，沙盘心理技术起到了联系过去经历的作用，它创造出一条通向来访者内心世界的通道。

在体验式团体沙盘心理技术初级培训即将结束时，我们让学员充分体会沙盘心理技术的"游戏"特点，让学员们来感受沙盘心理技术以游戏的方式所带来的治愈的快乐，体会团体的动力带给大家的愉悦，从而对沙盘心理技术的基本工作态度及团体沙盘工作程序有所理解与掌握。

（二）共商主题的团体沙盘训练

我们在这个操作中让每一个参与者体会沙盘的游戏过程，让每一个小组成员共同商量、共同创造、共同分享。

1.操作指导语（参考）

我们接下来的团体沙盘有几项评比：最佳主题、最佳画面、最佳团队、最

佳创意、最佳解说等。评比分数由各个组的全体组员给包括自己组在内的所有其他组来决定，每项的最高分5分，最低分1分。

我们创作要完成和如下几个关键词有关的主题沙盘，这几个关键词是：你的团队队名；沙盘心理技术；美好生活（或美好家园）、某某学校（或某某地区）等。你们可以根据这其中的两个以上关键词，小组成员可以共同商定一个主题，然后共同来完成这个主题沙盘。沙具数量不限，其他一切都由小组自己决定，20分钟内完成。完成之后，我们就开始评比。现在各个小组开始商议并制作沙盘。

2.音乐伴随

在讨论与制作沙盘过程中，用欢快的音乐烘托气氛，音乐的音量可以稍大一些。在组间交流时，音量可以放小一些，直到全部组间分享结束。

3.小组陪伴者

此时小组陪伴者完全融入到小组活动中。

4.组内分享

小组成员此时在小组里分享，进一步完善他们的表达。

5.组间分享与评比

（1）发放评比表　当小组完成沙盘制作以及组内分享完毕后，要求每个小组选出解说人员。

培训师将事先制作的评分表（下表），分发给每个小组各一份。

奖　项	一组	二组	三组	四组	……
最佳主题					
最佳画面					
最佳团队					
最佳创意					
最佳解说					

（2）组间分享

【指导语（参考）】：现在小组成员选出一个组员，作为解说人员代表全组进行解说。解说人员一会儿留在组内，迎接其他小组成员的到来。小组解说人员代表的是小组的集体智慧，为其他几组成员解说你们的主题沙盘，要在你的解说中体现出你们组的沙盘主题的名称以及主题的内涵、沙盘的画面美在哪里、这个沙盘最有创意的地方以及小组是如何呈现团队精神共同合作完成的。

小组其他成员带着给其他小组5个奖项评分的任务依次到其他小组，听其他小组的解说，并分别给每个小组（包括自己的小组）的每个奖项进行5分制打分（最低1分，最高5分），包括给自己组也要打分，最后将原始评分表交上来。

（3）评比 分享结束时，工作人员收上评分表，并根据原始评分表统计评比结果。

（三）提交3天来的感受、意见及建议

在评比分数结果统计过程中，由小组共同讨论这3天来的感受、意见及建议，并写在一张纸上。

八、体验式团体沙盘心理技术初级培训的操作性回顾与总结

（一）培训师总结

总结重点如下：进一步强调沙盘心理技术是治愈工具而非诊断工具；陈述沙盘心理技术的非言语工作模式及无意识水平的工作；强调团体沙盘方法对沙盘在中国深入、广泛、持久应用中的重要意义；强调结构式团体在沙盘培训和应用中的作用；强调培训中设置"庄家"的重要作用和意义。请学员深刻感受这3天来个人在团体中的体验，并再一次明确：这3天的团体沙盘操作程序也是今后团体沙盘工作的基本操作性程序。

"复杂的事情简单做"是需要大智慧的，"简单的事情重复做"就可熟能生巧，用心认真地重复做一件事，你就会是这个领域里的专家，能把这件事情做对且做好。

（二）小组代表分享举例

【分享1】

在这3天的学习过程中，我们从一开始认为沙盘心理技术是一个对我们来说比较神秘的东西，在这个过程中每个人对沙盘的感受都不同，到后来通过多次沙盘的团体体验操作，我们彼此间的默契度在不断增加，能量在不断聚集。从对沙盘的不了解到对沙盘的兴趣增加，我们更加投入到沙盘心理技术体验培训中。正如从不同的角度看沙盘能看到不同的东西、有不同的感受一样，每一个人对同一个沙具的感受也是不同的，尊重个人的感受确实很重要，真正体会到"一千个观众的眼中有

一千个哈姆雷特啊"。在组内的几次交流中，我们彼此理解，相互交流，在了解别人的想法和感受中达成共识、共存和共鸣。虽然才刚刚接触体验式团体沙盘心理技术，但我们已经迫不及待地想要将此沙盘技术应用到我们的实际工作中去了。希望在为来访者的沙盘心理技术工作中不断积累经验，争做一个合格的陪伴者，也希望此次的培训单位和培训的组织单位能为我们的基层单位多提供沙盘心理技术实际工作的培训、指导和督导机会，以及向更高层次迈进的机会，比如参加中级班甚至以后高级班学习的机会，真心谢谢你们！这次培训的确改变了我很多很多……

【分享2】

（1）在体验式团体沙盘心理技术培训这3天里，我在获得技术和经验成长的同时也获得了心灵上的成长。以前也参加过几次沙盘的培训，基本都是在讲高深的理论，几乎没有机会体验沙盘，最多只能在远处看看别人在做，也不知道人家在做什么，据说人的心理问题都可以呈现在沙盘里，以此可以分析、解释、评估、判断人的心理问题，我一直以为沙盘就是这样的评估诊断工具。因此在此次活动前，我对沙盘是否有治愈作用尚抱有疑问。但经过这几天体验式团体沙盘心理技术培训，我经历了几次的团体协作从而获得了力量，沙盘心理技术真是很神奇，体验式团体沙盘心理技术培训确实很好，让我彻底认识到了沙盘的强大治愈功能。这么好的治愈工具，为什么非得用来做评估诊断呢？多可惜啊！反正我是记住了并相信老师的那句略有调侃意味但却一针见血的话：Iphone6主要是用来通话、看资讯的，别主要用来挠痒。

（2）团体沙盘让每位组员能从他人角度出发互相协助，共同完成目标。

（3）建议：以后做沙盘时，最好有陪伴者陪伴，这样每次收获和成长是不同的，最后感谢本次培训，希望下次中级培训继续举办！

【分享3】

A：做沙盘过程中体会到了羡慕、嫉妒、恨、空虚、寂寞、冷漠，更感受到了安全、温暖、信任、理解、尊重、包容、支持、关爱的力量和滋养，最后是生机勃勃、绿意盎然、心情极其舒畅的幸福生活。我在培训的过程中学会了从他人视角看问题和反思；结束了三天的培训很愉悦，但也很不舍。

我一直认为自己是一个特别安静、内向、腼腆、木讷的人。通过沙盘活动，我突然发现我还有特别热情洋溢、富有创造力的一面。认识了自己的不同侧面，我特别希望这种与无意识的对话能持续深入下去。

B：三天的学习下来，自己从功利走向淡然，目的性的沙盘痕迹越来越轻，到最后，已经只想让自己的心更平和、安静，感受同伴的感受，分享同伴的故事，越来越了解彼此、包容彼此、接纳彼此甚至达成默契，在今后的工作、生活中会多用体验式团体沙盘心理技术来实践。

C：用一颗爱人、接纳来访者的心工作，与来访者建立良好关系，充分发挥沙游的治愈作用。

D：这三天的学习我们组有很多心得！我们觉得个人的人格魅力很重要。做个对别人宽容的好老师、好妻子、好妈妈的感受很重要，改变人的个性，并可以结识志趣相投的人做朋友和伙伴。这就是体验式团体沙盘心理技术的魅力。

E：我们的收获是最大的。这三天由于我们组第一天严重超前工作，所以内心体验比较激烈，有眼泪也有欢笑。也因此格外感激培训老师的付出与指导，我想把今天最后一个沙盘命名为"幸福生活"，它见证了我们内心的成长。

（三）颁奖

颁奖环节是在三天的培训即将结束时所做的一个结尾工作，也是对三天工作的一个总结！奖项不重要，奖品更不重要，重要是这三天给学员所带来的快乐与收获。

颁奖嘉宾可以请主办方有关人员以及学员中的某些人来担当，奖品由颁奖者自己临场发挥，颁授的奖品可以是免费送几次沙盘心理技术体验或督导，或免费送几个沙具，或免费送培训课程等；也可以是其他各种名目的奖品，如拥抱、敬礼、鞠躬、请吃饭等。

颁奖这个环节的主要目的是为了活跃气氛，回到意识化的现实中来，使几天的沙盘体验在快乐高潮中结束，让受训者带着愉悦、快乐的心情结束此次培训。

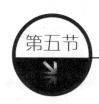 **第五节** 初级课后作业、思考题及参读书目

此次培训，仅仅是学习体验沙盘心理技术的入门，要想掌握此门技术，必须要经过大量的课后实践。因此，我们留下课后思考题，一方面促使学员不断练习学以致用，另一方面也为今后参加体验式团体沙盘心理技术中级培训奠定坚实理论基础。

一、课后作业

培训结束时，我们要求学员们本着"复杂的事情简单做，简单的事情重复做，重复的事情认真用心做"的学习心态，把课堂上学到的体验式团体沙盘心理技术内容通过课后作业不断地重复训练逐渐熟悉起来，并逐渐坚定沙盘心理技术"不分析、不解释、不评价、不判断、重感受、重陪伴"的工作原则，养成尊重来访者的态度，坚信沙盘心理技术是治愈工具而非评估诊断工作的信念，进而逐渐掌握这种非言语的工作方式等。

（1）自愿组成小组进行团体体验10次；个人体验4次以上。

（2）参加培训机构组织的网络督导2次（4小时）、1次网络答疑。

（3）完成一份3000字以上的成长报告【成长报告内容：① 个人一般资料姓名、性别、年龄、接触沙盘时间、沙盘工作时间｛（累计××小时；××次/月）｝；② 团体与个人体验的感受；③ 参与督导或接受督导的收获；④ 回答思考题内容】。

（4）一份团体个案报告（至少6次），或一份个体个案报告（至少8次）。

（5）在现实生活、工作、学习中，每天发现自己在什么情景下，以及是如何呈现积极心理品质的？继续扩大自己的"意识容器"！

二、课后思考题

① 什么是心理？什么是心理学？心理学的起源与终极意义是什么？

② 你是如何理解体验式团体沙盘心理技术及培训特色和核心要素的？体验式团体沙盘心理技术的核心要素与心理学的起源和终极意义之间的逻辑关系是怎样的？

第一章 体验式团体沙盘心理技术初级培训

③ 体验式团体沙盘心理技术界定的"感受"是指什么？

④ 体验式团体沙盘心理技术界定的"沙盘过程"是什么？

⑤ 沙盘师的主人格及影响因素有哪些？

⑥ 什么是意识容器？如何扩大自己的意识容器？

⑦ 你是如何理解沙盘心理技术的三大理论基础的？

⑧ 沙盘情境中安全感是如何建立起来的？

⑨ 怎么理解沙盘心理技术的无意识水平工作？

⑩ 在沙盘情境中真诚分享自己故事的意义是什么？你是如何理解在体验式团体沙盘情境中以第一人称单数多轮次讲解的意义与作用？

⑪ 如何理解结构式团体在沙盘情境中的应用？

⑫ 你在自己的工作中是如何应用或打算应用体验式团体沙盘心理技术的？

三、课后参读书目

[1] 度阴山著. 知行合一——王阳明. 北京：北京联合出版公司，2014.

[2] 【美】博伊克，古德温著. 沙游治疗——心理治疗师实践手册. 田宝伟等译. 北京：中国轻工业出版社，2012.

[3] 【美】布莱德威. 沙游——非语言的心灵疗法. 曾仁美等译. 南京：江苏教育出版社，2010.

[4] 高岚，申荷永著. 沙盘游戏疗法. 北京：中国人民大学出版社，2012.

[5] 【瑞士】茹思·阿曼. 沙盘游戏中的治愈与转化：创造过程的呈现. 张敏等译. 北京：中国人民大学出版社，2012.

[6] 【瑞士】卡尔夫. 沙游——在心理治疗中的作用. 高璇译. 北京：中国轻工业出版社，2015.

第二章

体验式团体沙盘心理技术中级培训

——深入理解沙盘心理技术，触摸个体无意识，掌握团训操作程序

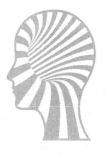

Chapter 02

体验式团体沙盘心理技术中级培训是初级培训课程的延续，我们在初级培训后有规定时数的课后练习，一方面是提高学习者的沙盘心理技术水平，另一方面促进学习者的心灵成长。本着"复杂的事情简单做，简单的事情重复做，重复的事情认真用心做"的态度完成课后的练习，是进入中级班学习的基础，更是中级班入学资格。

而没有参加过体验式团体沙盘心理技术初级培训的其他报名者，须有3年以上100个小时的沙盘心理技术工作经历，并要求提交一个至少连续10次团体案例报告，或连续15次以上的一对一个案报告。个案中确实体现出"不分析、不解释、不评价、不判断、重感受、重陪伴"的工作态度，并真正有为来访者提供自由、保护能力的热爱沙盘工作者。通过审核后，方有资格参加中级培训。

第一节 中级培训的课程目标与课程重点

在中级培训中，我们以更多的体验与进阶式的理论进行培训，使学员更加深入地理解沙盘心理技术及更深入地触摸自己的无意识，以增进沙盘心理技术技能，并使自己的心理得到进一步的成长和发展。

一、培训目标

（1）通过结构式团体沙盘心理技术实操训练，进一步体会沙盘心理技术理论和技术内涵。

（2）进一步通过结构式团体沙盘的形式建立个人在团队内的安全感。

（3）进一步深化自己对沙盘心理技术治愈功能而非诊断评估功能的准确理解和体验。

（4）在团体沙盘心理技术操作过程中初步理解和感受个体无意识，渐进式体验无意识和意识的对话、沟通。

（5）体会、感受和实践"庄家"的"最佳选择"和非庄家的"可接受的结果"。

（6）进一步体会沙盘师的"广义和狭义的沙盘工作"的内容、工作方法等。

（7）在督导下能将沙盘心理技术以团训的形式用于实际工作中。并尝试一对一的沙盘工作。

二、课程重点

在初级培训中，我们仍以团体沙盘体验的形式，让每一个小组成员建立起个人在小组内的安全感，并初步感受无意识、初步体验意识与无意识的沟通。在中级培训中，我们也是在每一个理论讲解之后即刻进行团体体验，小组成员轮流"坐庄"并进行讨论。这种"轮流坐庄"的设计是进一步让每个学员都体会沙盘心理技术"治疗师"和"来访者"之间角色的转换，因为我们相信"得过病的医生会成为更好的医生！"。每个轮流坐庄的学员都会体验到在沙盘培训过程中，做"庄家"时比其他学员拥有的逐渐增加的"类似来访者"的权利，直至在高级班培训时完全体会和感受真正来访者的角色和权利。在沙盘心理技术培训中，特别是对成长中的"沙盘心理治疗师"来说，这种"沙盘师"和"来访者"之间角色的转换训练是非常重要和绝对必要的，目的是促进成长中的沙盘师工作态度的转变：从"分析、解释、评价、判断"到"不分析、不解释、不评价、不判断、重感受、重陪伴"的转变，从"向外求"转变为"向内寻"。在团体沙盘心理技术中以来访者的身份去感受和体验，可以更好地感受并逐渐理解和掌握沙盘的"不分析、不解释、不评价、不判断、重感受、重陪伴"工作原则，以及所营造的"自由、安全、保护"的意义；逐渐理解和掌握"以游戏的心态积极、认真参与，带着关爱静静陪伴、耐心等待、用心感受、默默欣赏、必要时真诚分享"的工作方式，并真正树立起"沙盘心理技术重在其治愈功能而非评估诊断功能"的基本工作态度。

在中级沙盘心理技术培训中，通过这种角色互换工作与体验，一方面深入理解沙盘心理技术的理论与技术内涵，另一方面也使每一位学员的安全感得以建立并增强；并初步触摸个体无意识，深入理解意识与无意识的对话与沟通。再一次引入并强化"庄家"的概念，植入"庄家的最佳选择"与"非庄家的可接受选择结束"的规则，通过轮流坐"庄"的反复练习，让每一个学员体验被尊重、受保护、非言语等工作所带来的感受，真正理解沙盘心理技术的治愈功能而非评估诊断功能。最后通过回顾与总结，掌握沙盘心理技术团体训练的操作程序，并尝试一对一的沙盘心理技术工作模式。

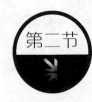

第二节 组建团队

在中级培训之始，组建团队仍然是重要步骤。在第一章中我们已经详细列举了建立团队的方法，通过破冰活动让每一个小组成员在尽可能短的时间内相互熟悉、凝聚合力，为顺利完成体验式团体沙盘心理技术中级培训目标，奠定一个良好的心理、人际、工作基础。

一、热身与破冰、分组

参看初级培训内容。

二、小组活动

在热身及分组后，我们增加一个活动内容，一方面为了增进相互了解，另一方面我们更想通过此活动，让每一个小组成员认清自己的真正需要，以及如何来实现这个需求。为接下来的沙盘团体体验奠定一个良好的小组氛围。

1.满足愿望的活动

（1）每一个人到沙具架前拿4件沙具，这4件沙具能够代表自己个性特征或表达自己身份。

（2）用其中1件或全部4件向小组内他人介绍自己，来达到互相认识的目的。

（3）在介绍之后，小组任何一个成员都要向组内至少两名成员各索要1～4件沙具，索要的过程要动之以情，晓之以理；被索要的成员，也看看这个沙具是否是自己最喜欢的，是否真心愿意给他人。被索要时可以选择给，也可以选择不给。我们看谁在20分钟内索要得最多。

（4）活动结束时，宣布："索要多的成员，有优先被推选为队长的资格。"

2.团队建设

参看初级培训相关内容。

第三节　中级培训设置

一、培训时间及培训形式

　　体验式团体沙盘心理技术中级培训时间为4天或3天2晚，共32学时，人数不超过40人。当然，如果培训师的控场能力及培训经验比较丰富，在场地允许的情况不超过80人也可以。5～7人一个小组，单偶数组不限。在中级培训时，我们会通过小组的体验与讨论更深入地触摸个体无意识。为此，培训过程中大部分的操作设置只进行组内分享而不再进行组与组之间的分享，以使每一个小组成员更充分地获得安全感，同时强化安全、保护意识。

二、环境布置及教学设备

　　仍要根据小组数量配备培训现场的沙盘，要求每一个小组配备一个沙盘，每个小组最多7人，每人一把结实稳固的靠背椅。现场除几个服务人员外，全部为学习者。中级培训不安排小组陪伴者，这既保证学习者有充分体验与分享的时间，也保证学习者有更安全的学习空间。沙具柜放在培训现场的两侧，或放置沙具的桌子放在中间，沙具数量应不少于30～50个/人，或总数不少于3000个为宜，便于学员选择。

　　教学要准备多媒体设备，及一个白板；数张8开白纸和彩笔盒，以保证每个组一张8开白纸、一盒彩笔。

三、承诺仪式

　　每一天在体验与分享讨论前、及每一天课程结束时，培训师要求全体小组成员起立，以小组为单位，手拉手宣誓。

　　　　指导语——用你手的力度告诉同伴你一会儿的宣誓是认真的，用眼神的坚定告诉同伴你是真诚的。
　　　　我宣誓：我只带走自己的感受，留下别人的故事。宣誓人：×××（自己的名字）。

第二章　体验式团体沙盘心理技术中级培训

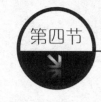 第四节 中级培训的理论及课堂作业

一、理论部分的教学

体验式团体沙盘心理技术中级培训中的理论知识部分是初级培训的递进与深入，特别是理解个人无意识——情结的内容。我们在几天的上下午分别将这些理论知识进行简单讲解，并在每一次理论知识之后就即刻进行团体体验与讨论，用团体沙盘体验与讨论的方式来理解心理分析理论与沙盘心理技术；理解荣格情结及情结理论；理解沙盘心理师中级实用"人格"理论公式；并掌握在沙盘心理技术工作中"发现"情结与"处理"情结的方法等。并通过实操训练，不断提高各位学员的沙盘心理技术工作水平。

理论内容如下：

（1）分析心理学理论及沙盘情景下的治愈因素。

（2）沙盘师中级实用"人格"理论公式及性、与钱的"情结"处理。

（3）结合个案理解沙盘情景下的安全氛围的意义及操作。

（4）音乐、绘画、舞动等治疗技术在团体沙盘心理技术中的应用。

（5）沙盘心理技术治疗师的个人成长模式与成长规划。

（6）结合个案及体验掌握大型团体沙盘心理技术的策划与组织。

（7）积极心理学与体验式团体沙盘心理技术。

> 理论知识部分在体验式培训模式中仅为简述，课后我们通过网络进行详细讲解。如有学员想更深入地学习有关分析心理学和沙盘心理技术的理论，建议参加由华人心理分析联合会等机构提供的专业理论学习。

二、课堂作业

要求每一个当庄家的学员完成自己坐庄时：小组成员＋成员所拿沙具＋成员分享内容＋沙画主题＋对沙画的整体感受＋几天的成长感悟＋意见或建议（对培训方和培训组织方的意见或建议）。

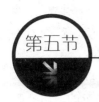

在中级学习中，我们仍采取结构式团体的培训形式。在此阶段的训练更注重个人在沙盘心理技术团体小组中的体验与讨论，并通过体验与讨论来理解沙盘心理技术理论，在体验与讨论中渐进式地触摸个体无意识、"发现"情结并学会"处理"情结；再一次引入并强化"庄家"概念，通过团体沙盘心理技术培训中轮流做"庄家"的体验，深入体会在沙盘心理技术工作的自由、安全、保护的意义；通过体验与讨论，初步掌握一对一沙盘游戏工作的操作程序，并通过总结回顾所学内容，掌握沙盘心理技术的团体训练操作程序。

一、团体沙盘体验与讨论1：加强体验与感受个体无意识

无意识是心理分析的核心概念，而沙盘心理技术强调的是在无意识水平上的工作，这也是心理分析技术的独特的、重要的特征。无意识，我们似乎是看不见、摸不着的，似乎也不是通过几堂理论课就可以理解的。但在沙盘心理技术体验中，我们借助沙具、水、沙等元素表达我们的无意识，并也借此了解和触摸我们自己心理未知的领域（无意识）。在这里，无意识就变成看得见、摸得着、感受得到的东西了。因此，我们在中级培训中，设计以团体沙盘体验与讨论的形式，让每一个学员都体验着"沙盘师"与"来访者"，并在这两个角色之间进行互换及讨论。经验即财富，这种在沙盘心理技术培训中"沙盘师"与"来访者"这两个角色的互换的"经验"，一定是每个学员将来成为优秀沙盘师的宝贵财富。

（一）深刻体会沙，感受理解无意识

沙盘中的沙是沙盘心理技术的基本构成要素，由沙子的意象可以联想到大地、母亲等，大地母亲的包容、接纳、滋养，既是生命的基础，又是死亡、埋葬的界碑。因此，通过触摸沙子，人们容易退行到儿童早期，无意识可能就会有更合适表达的机会，使在前言语阶段被忽略的需要在此不断得到满足。沙子的包容、接纳以及沙盘师尊重的态度，使一个来访者有了敢于表达内心世界的勇气；同时沙子的可塑性也支持了来访者在此慢慢规划并重建他的"内心世

界"。在中级体验中，我们仍然要加强对沙的理解与感受，"一沙一世界"，沙子看似普通，实际却凝聚着心性的意义。因此，对于沙子的体验，就如同体验心性的力量。

在此阶段，我们仍然有摸沙环节，这个环节比初级体验更进了一步。在此，全部用沙来塑造一个沙盘世界，加深体验沙在沙盘心理技术中的作用。通过每一个人的参与及小组成员的分享，更加深入地理解无意识，特别是体验个体无意识表达的感受。这也是沙盘师理解、接纳来访者无意识表达的基础训练。

1.体会触沙感觉（10分钟）

开始触沙指令的同时播放音乐，逐渐关闭室内照明灯。

指导语，请参考初级培训的摸沙指导语。

2.触沙音乐选择

心理学研究显示，音乐能超越意识，直接作用于无意识，因而在沙盘心理技术工作中配合音乐更有助于无意识的表达。在中级培训阶段的摸沙环节，我们选取有紧张情绪的音乐与舒缓音乐组成的合成音乐。音量控制在如身临情境中，让学员在不同情绪的音乐感受中，体会自己的无意识呈现时的感受。

在摸沙指导语带入时，音乐声音渐起，音量中等。待倒数到1后，音乐声音渐小，并打开照明灯。

3.组内分享感受

【指导语（参考）】：请大家静默2分钟，再停留在刚才的状态里，并把摸沙时脑海里出现的画面、意象、回忆或想法等生动具体化，记住它们（2分钟左右）。现在，请大家在小组里分享自己的摸沙感受。

（二）塑造沙世界，提高个人感受性

为了进一步体会沙子的接纳、包容、滋养、支持等内涵，在这次的训练中，我们以沙子作为基础材料进行沙盘创造。

1.指导语（参考）

我们这次不用沙具而只用沙子来创造一个沙盘世界，小组一起讨论一个主题和创建沙盘的规则。一旦开始了沙盘创作，就停止语言交流，甚至是非语言的或有意识的面部、肢体语言。自己动作时，体会自己的感受；自己不动作时，体会自己看到他人动作时的感受。每人每次动一次沙子，共3～5轮，中间也可以选择不动作，最后形成小组的主题沙画。小组结束后队长举手示意。

2.沙画创作的音乐

选用舒缓的"新世纪"音乐伴随，音量适中。

3.组内讨论

【指导语（参考）】：完成后，小组成员依据主题谈自己在每一次动作时的感受，以及观察他人时自己的感受。我们在谈"感受"时，一定要根据下面的内容来界定，在体验式团体沙盘心理技术培训情境下，"感受"是指情绪的体验、身体的感觉（什么部位、程度、性质），以及在此情绪和身体感觉的同时脑海或眼前出现的意象画面、过去事件回忆的片段、想法等。

4.组间分享

每个小组选出一名学员（庄家）进行解说，留在自己组里代表自己的小组与其他组的组员分享创造沙世界时的感受；小组的其他组员以整组的形式按一定的顺序，参见初级培训时的组间分享，轮流到其他组里分享。

（三）以"情结"理论做总结

摸沙中的各种画面都是自己经历过的或是憧憬的，有美好的也有痛苦的，无论什么意象的呈现都是自己的，这些无意识没有对与错之分。这种无意识的呈现可以认为是和"情结"有关的。

培训师可以用"情结"理论来进行简短总结。也可以用这样一个沙盘师的人格结构公式来进一步阐释：

刘建新＝呈现人类24种积极心理品质时的主人格的刘建新（如刘老师/刘爸爸/刘沙盘师等）＋非性的亲密关系中的刘建新（小刘二）＋性的亲密关系中的刘建新（刘二哥）。

在初级培训内容中，我们已经做了论述，即当刘建新在教学情境下、在孩子面前、在来访者面前呈现出人类24种积极心理品质的时候，我们假定这时的刘建新才是"刘老师"、"刘爸爸"、"刘治疗师"，"刘老师"、"刘爸爸"、"刘治疗师"是刘建新的主人格，我们认定这些主人格更多的是意识化的。而刘建新的另外一些人格侧面，更多地是以无意识的形式呈现的，是刘建新心理结构的情结部分，是次人格结构，我们用"小刘二"来命名。"小刘二"是刘建新个体曾经历的真实生命过程，代表着刘建新的"非性的亲密关系的需要"以及刘老师、刘爸爸、刘治疗师（主人格）对这种"非性的亲密关系的需要"（小刘二）的觉察、认识、接受和实现，满足和实现后的正性、肯定、积极的情绪体验，未能满足、未实现后的负性、否定、消极的情绪体验，以及处理这种负性、否定、消极情绪的模式等，更多的内容是在前语言阶段的经历，是不曾意识化的，体现在非性的亲密关系中的这部分无意识的心理内容，构成刘建新的重要的次人格结构即情结。

在上述人格结构的公式里，"刘二哥"代表刘建新的"性的亲密关系"的需要，以及对这种性的亲密关系需要的觉察、认识、接受、满足和实现，满足和实现后的正性、肯定、积极的情绪体验，未能满足、未实现后的负性、否定、消极的情绪体验，以及处理这种负性、否定、消极情绪的模式。更主要的是代表对投射到"刘二哥"身上的"小刘二"的需要（占"小刘二"全部需要的1%）的觉察、认识、区分、接受和实现，满足和实现后的正性、肯定、积极的情绪体验，未能满足、未实现后的负性、否定、消极的情绪体验，以及处理这种负性、否定、消极情绪的模式。这部分"小刘二"的需要尽管只占"小刘二"全部需要的1%，但是更重要。就像爱迪生所说："天才是99%的汗水加上1%的灵感，但是这1%的灵感更重要！"。

（四）"摸沙指导语"讨论并达成共识

根据初级学习及自己之后的工作，并通过刚才的触沙体验，每个成员在小组内讨论"摸沙指导语"，并达成共识。

由小组代表带领全体进行摸沙练习，并及时回馈与讨论，最后达成关于"摸沙指导语"的共识。

二、团体沙盘体验与讨论2：发现"情结"并处理"情结"

一个好的沙盘师要不断进行个人成长。而成长过程中最重要的一环就是不断觉察、认识自己的"情结"，并且去接受、实现它，以减少情结对我们言行的"控制"，这样才能使我们在心理工作中更"安稳"和有效。体验式团体沙盘心理技术给我们发现与处理情结提供了非常好的平台。在中级培训中我们通过体验与讨论，进一步去发现自己的"情结"并处理"情结"。

（一）沙盘师的"情结"处理

在沙盘心理工作中，沙盘师所起的作用是相当重要的。沙盘师在沙盘工作中应带着关爱的、欣赏的、耐心的、专注的、感受的态度以及"不分析、不解释、不判断、不评价、重感受、重陪伴"的工作原则，不是带领而是陪伴来访者一起探索他们自己的心灵世界，更不是分析、解释、评估、诊断来访者的心理问题，这样才能促使来访者不断治愈与转化。有经验的沙盘师都有这样的体会：当沙盘师分神或心情不好时，来访者的意识或无意识一定会感受到，并在沙盘中体现出来。当沙盘师带着"头脑"在意识层面对沙画进行分析、解释、评价、判断时，这样的工作方式一方面会失去了在沙盘工作中"提供自由的、安全的、受保护的空间"的意义，另一方面来访者可能不愿意表达，或者即便表达也只在意识层面工作，呈现"面具"沙盘。

　　经常出现的情况是，来访者的沙盘所呈现的内容可能会触动成长中的沙盘师的某些情结，令成长中的沙盘师很不舒服（如心慌、胸闷、胃疼、头疼等）。在沙盘心理技术实施过程中，这些令成长中的沙盘师不舒服的地方本该是成长中的沙盘师必须自己面对和深入认识、接纳自己和人格成长的好机会。如果成长中的沙盘师没能抓住这个人格成长机会去向内"反求诸己"，那么就会有意或者无意识地"戴着沙盘师甚至专家或者大师的人格面具"去处理自己的那些因"愿望或需要的未能实现"而出现的负性否定情绪。可能会对来访者的沙盘作品进行专业的"分析、解释、评估、判断"。而这些"分析、解释、评估、判断"都是沙盘师自己心灵内容的投射，是成长中的沙盘师把原本属于自己的心灵内容以貌似合情、合理、合法的方式强加给了来访者。这样的话，沙盘师与来访者共性的内容得到来访者的认同与防御，来访者会觉得"沙盘师能看出我的问题，太可怕了"，而沙盘师与来访者不一致的内容则会让来访者对于沙盘师及沙盘更加抗拒与不信任。更为关键的是，沙盘师与来访者都失去了向内探索、自我成长的机会。

　　来访者在沙盘情境中所表达出来的所谓"主题"是与个人情结密切相关的。沙盘师对于这些沙盘画面的感受特别是负性否定的情绪感受首先是沙盘师自己的，尽管也可能是来访者。确认这一点很重要。敢于面对和接受"这种不舒服是沙盘师自己的"，这样的态度应该引起成长中的沙盘师的高度重视，这是沙盘师自己成长的重要工作。在实际的沙盘工作中，当沙盘师觉察到自己的负性否定情绪体验时，要学会"控制"住，要用"呈现人类24种积极心理品质时的主人格的我"（妈妈、爸爸、老师、咨询师等），即用沙盘师的这个意识容器来自然地接受、控制"非性的亲密关系中"或者"性的关系中"的"需要未能实现的我"（那个小女孩，或是那个小男孩）。如，有一个成长中的沙盘师A，她在初期沙盘工作中看到来访者在海面中间放了一个大石头时，她感觉很不舒服甚至感到头皮发麻等。在进入到沙盘的狭义工作时，就这块石头她和来访者进行了如下的对话："你在海中间放了这块石头的想法是什么？你感受如何？"来访者的回答是："看到大海上有一个小岛会有安全感，让我想起到青岛旅游时坐快艇到对岸的美好情境，是我第一次坐快艇。"A沙盘师又问："这块石头你没放在边上而是放在中间，你是怎么想的？感受如何？"来访者回答："小岛就是在海的中间，而不可能在边上呀！"A沙盘师此时突然觉察到了她自己的情绪，这是小A的"担心"，她主人格中能体现人类24种积极心理品质的"妈妈"、"沙盘师"角色迅速意识化了，这个意识化的主人格出来安抚了她内在的"小A的担心"，继而调整回主人格"沙盘师"状态，就立即停止了向外对别人的探究。之后，她找到自己的督导师，就此次沙盘工作进行督导。她想起来自己中学时候有一次从小船上跳下去，腿抽筋险些被淹死在海里的经历。她领悟到当学会向内看时，才发现自己所谓的"A沙盘师"的外衣下还有很多未知的"小A"的未被满足的需要！原来对来访者沙盘的"分析、解释、评估、判断、引领、指导"等这些所谓的"专家"、"大师"行为，其实都是披着"专家、大师"的外衣的"小A"在无意识地表达。

从沙盘师的人格成长角度来说，沙盘师对于来访者这些沙盘画面的感受特别是负性否定的情绪感受，其实都是沙盘师自己人格需要成长的地方，是沙盘师需要自己觉察并接受督导和个人成长的地方，是沙盘师自己需要处理的情结。如果我们沙盘师了解这一点，就可能在实际的沙盘心理技术工作中更注重并尊重来访者的感受，而不是对来访者的沙画进行分析、解释、评估、判断。沙盘师在沙盘心理技术工作中的这种带着关爱的、欣赏的、耐心的、专注的"不分析、不解释、不评价、不判断、重陪伴、重感受"的工作态度和原则，会令来访者有被懂得、被尊重、被理解、被信任、被包容、被支持、被关爱的感受，来访者身心置于沙盘心理技术的"安全、自由和受保护的空间里"，敢于表达自己想要表达的，获得心灵的成长和治愈。

因此，作为成长中的沙盘师，理论的学习是重要的；而更重要的是，一定要再学会发现自己的情结，处理好个人的情结。成长中的沙盘师一定要拥有大量的沙盘心理技术情境下的个人体验与团体体验，与沙盘心理技术中的各个要素多作联系，把人生的任何阅历都变成财富。这样的话就一定会慢慢成长为一个合格的、优秀的沙盘师。了解、认识自己是心理学的起源和终极意义，更是一个沙盘师成长的必经之路。

（二）沙盘师的谦虚与敬畏

我们都知道"在沙盘情境中有表达就有治愈"！心灵的治愈是一个类似炼丹或者由蛹化蝶的过程，这是一个漫长的甚至循环往复以至无穷的过程。因此，在每一次沙盘心理技术过程中，沙盘师要怀着谦虚和敬畏的心态把"不分析、不解释、不评价、不判断、重感受、重陪伴"的原则贯彻落到实处，"以游戏的心态积极、认真、用心参与，带着关爱地陪伴、守护、关照，耐心倾听、等待，默默欣赏、用心感受、必要时真诚分享"！我们要跟着来访者的脚步，以尊重的心态对待来访者每一次创作，让来访者当我们的向导，引导我们领略他们通过沙盘来展示的内心世界，以其自己独特的方式向我们介绍他们的沙画世界的意义和创作的精髓。我们倾听来访者对他们自己的沙盘世界的表达和分析、解释，并虚心向他们学习才是最重要的。来访者对他们自己创作的作品和内心世界的表达和解读就是治愈过程，他们才是真正的专家和大师。

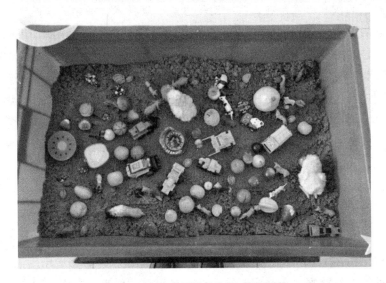

图2-1　10岁小男孩的作品（见彩插）

如图2-1所示，这是一个因学习问题来求助的10岁小男孩的第23次沙盘。沙盘中有无数的水果、动物和车，沙盘师看到小男孩边摆放边露出喜悦的笑容。小男孩建造沙盘结束后主动与沙盘师分享："中间是一间水果店（那个罗马斗牛场），因为卖毒水果，被执法部门一炮轰塌了，水果被打得到处都是。但这些水果对动物们来说没有毒，动物们闻讯赶来享用这些水果。"沙盘师认真地倾听完来访者自己的解说后，真诚地对这个10岁小男孩说："你简直太有创意了！你是我的老师。"小男孩自豪地说："我们老师最近也总表扬我呢！"来访者把自己的心灵内容按照自己的顺序进行整理后呈现给我们，我们最好的方式就是陪伴、欣赏与学习。

（三）庄家"小权利"的沙盘创作

1.设置"庄家"的意义

体验式团体沙盘心理技术培训的特点之一就是有"庄家"的设置，这个"庄家"就是沙盘心理技术实际工作情境中的来访者。通过初级培训及课后大量的练习，并借助团队建设，学员个人在团体中的安全感初步建立后，在中级培训中进一步让每个想成为沙盘师的学员都充分体验沙盘心理技术实际工作情境中来访者的感受是至关重要的，因为"得过病的医生会成为更好的医生"。

体验式团体沙盘心理技术培训的结构设置特点，是使"庄家"在团体沙盘心理技术小组中的自主权利逐渐增大，在全部（至高级）培训结束时设置的"庄家"的权利就像是在真实一对一沙盘心理技术情境中的来访者一样随心所欲、自由、安全和受到保护；而"轮流坐庄"这样的结构设置，可以在团体沙盘心理技术情境中让每个学员都有平等的机会来体验沙盘心理技术中的来访者，"感同身受"、"设身处地"的体验是非常重要的。通过让小组每一个成员轮流坐"庄"，使小组的每一个成员都有机会成为全小组成员关心的焦点，即"庄家"的功能等同于来访者。这种转移焦点式的沙盘心理技术练习会增强小组每一个成员对"安全、自由、受保护"空间意义的体会与理解，学会关注团队中每一个人的意识和无意识需求，同时能深刻理解沙盘心理技术的非言语工作意义，为今后开始一对一的沙盘心理技术工作打下一个坚实基础。

2.以"庄家"为主的沙盘创作

（1）指导语（参考） 请小组成员自己决定出小组"庄家"顺序（每一个人都能轮到），由庄家来制定接下来的沙盘创作规则，如每次拿沙具的数量、摆放沙具的先后顺序，一共摆几轮、动沙是否算动作等。同样，要求在沙盘制作过程中，不用语言交流，每一个人在摆放时静静地体会每一个沙具及每一个沙具摆放后的自己的感受，并尝试用心记住整个沙盘画面形成的过程。最后庄家在不影响整理画面感的情况下，有拿走自己两个沙具、或添加两个沙具的权利。也可以选择放弃这个权利。如果在行使这个权利时，会影响到小组画面的整体感或是某一个小组成员的沙具，请与大家或这个受影响的小组成员商量。

如果时间允许，则小组每个学员轮流坐一次庄。

（2）音乐配合 用舒缓的音乐伴随，音量控制在若有若无的状态。

（3）拍照 小组成员完成后请为自己的沙盘世界拍照。

3.组内分享与讨论

【指导语（参考）】：请每一个小组成员在小组内分享刚才沙盘过程的体验，分享时，请说出自己的感受，并且试着说出这种感受背后自己的故事。如，"看着这个沙具我非常喜悦，身体各处都感觉很舒服、很轻松，这让我想起我小时候……"，"从这个位置去看让我很难受，后背很紧，不知所措，这让我想起我曾经……"，"这个沙具摆上时就让我感到胸闷、很压抑，这让我想起我……"。其他成员不能用判断式的语句如"这个沙具似乎代表了你有……创伤……"、"这个沙具象征着压抑，你是不是……"、"这个沙具代表了你……"，

"那个沙具象征是……，说明你……"等。拿此沙具或摆放此沙具的小组成员或来访者是否有创伤或压抑，我们要尊重来访者自己的感受，倾听其自己的分享就足够了。

4.拆沙具

分享之后，请大家根据自己的意愿，选择拆沙具或不拆沙具。

（四）以沙盘师的个人成长做总结

建立起与每一个沙具的联系，是我们发现及处理我们自己"情结"的最重要的途径，也是我们成为一个合格沙盘师的必经之路。当面对一个沙具或一个沙画有感觉时，那一定是我们自己的感受。在沙盘情境中我们感受到的首先是我们自己的，在现实生活中和沙盘心理技术工作中，我们都还不是无梦、无己、用心若镜的"至人"，我们只是一个成长中的沙盘师！因此要把在沙盘情境中的感受与自己的故事联系、与自己的内心相联系，讲自己的故事，可以对自己进行分析、解释，而不是对他人及其沙盘作品进行分析、解释。这是成长中的沙盘师个人发现情结、处理情结和获得成长的最好时机。

三、团体沙盘体验与讨论3：强化"庄家"概念，继续感受无意识的表达与无意识水平的工作

仅个体无意识内容就非常浩瀚庞大，通过初级培训及课后的体验与操作，成长中的沙盘师会触摸到自己的一部分无意识了，但随着沙盘体验的深入，一定会逐渐触摸到自己心里更深层的未知世界。因此，我们要有更充分的准备来面对更深层的无意识内容。只要不断更深入地了解自己，就能成为一个好的沙盘师。

（一）触摸自己的"冰冻记忆"

自性，是荣格分析心理学中的四大原型的核心，也就是统一、组织和秩序的原型。它的主要作用是协调人格的各个组成部分，使之达到整合、统一，使人具有稳定感和一体感。卡尔夫把自性作为沙盘心理技术体系的重要内容。她认为，从出生开始，自性都在引导着心灵的发展进程。但在人的成长与发展中，往往意识与无意识、身体与精神、内在与外在、自我与自性都出现相反的分离。而通过自由与保护的沙盘心理技术过程，"来访者的无意识过程，以一种三维的形式在图画的世界中得以视觉地呈现——经过由此而塑造的一系列的

意象，荣格所描述的自性过程会被激发和实现。"

在本阶段的沙盘训练中，我们强化"庄家"概念，让每一个"坐庄"学员都有机会通过庄家的"最佳选择"及非庄家的"可接受选择的结果"来感受、体验、理解无意识，及在沙盘中的呈现。

在我们个体生命的早期，比如刚出生的时候、婴幼儿的时候，生活的一切，比如吃喝拉撒睡都完全需要别人特别是妈妈的照顾。当幼小的"我"饿了、渴了、热了、冷了，只要张嘴一哭（表达某种需要），妈妈爸爸不管多忙都会马上过来照顾我们的情绪，满足我们的需求，全家人都围绕着我这个婴儿转。因此在每个婴幼儿的"记忆"里，都曾有过"我是世界的中心"、"我的一切需要都应该得到满足的"的真实过程。但是，当我们逐渐长大的时候，这种优越感、满足感就开始慢慢受到挑战，甚至消失，在一次次抗争无效以后我们不得不接受这样的现实：我们饿了、渴了、热了、冷了，不管如何张嘴哭喊，妈妈爸爸哪怕不忙也不会过来照顾我们的情绪、满足我们的需求了，全家人也不再都围绕着我来转了，还可能招来呵斥、责骂甚至一顿暴打。这是非常痛苦的，而且是身心俱痛！为了让自己远离这种痛苦，我们本能地建立起防御，即必须学会一方面降低自己的需要，另一方面按社会化的标准行事。因此，在每个婴幼儿的"记忆"里的"我是世界的中心"、"我的一切需要都应该得到满足的"的曾经体验和感受就成了永久的"冰冻记忆"，取而代之的是必须接受"我不是世界的中心"、"并非我的一切需要都应该得到满足"。这样的接受在一定程度上是有益的、积极的，可以让我们自己在还没有能力满足自己基本需要的时候，减少因"需要不能实现"的痛苦对我们的身心"摧残"！

"冰冻的记忆"可以看作是接近个人"情结"的核心内容，是情结的重要组成部分，是在个体生命的早期的"经验"，甚至是人类的早期共同的、超越了个体经验的人类集体无意识内容。在个人经验积累的基础上，"冰冻的记忆"可以被个体感受到，但对于大多数人来说由于"集体无意识的声音太弱"，以至于不能被我们的意识觉察和接受，就不能成为我们意识里的思维、情感体验和行为，因此就像多拉·卡尔夫说的那样，"在人的成长与发展中，往往意识与无意识、身体与精神、内在与外在、自我与自性都出现相反的分离"。这种分离就是我们心理问题产生的根源。

在现实中，我们经常可以看到这样的情形：我们的某种需要没能得到满足时，即没有能实现最佳选择，那么为减少因"需要不能实现"的痛苦对我们的身心"摧残"，我们童年的模式就在无意识中起了作用，也就是不得不接受的"我不是世界的中心"、"并非我的一切需要都应该得到满足"这样的"可以接受的结果"！但是，"我是世界的中心"、"我的一切需要都应该得到满足的"

这些意识里的"最佳选择"尽管难以实现，但并没有消失，而是成了"冰冻的记忆"，一旦有类似的引发事件，它就时不时会出来影响我们的知、情、意心理过程。

在沙盘团体体验中，我们通过"庄家的最佳选择"、"非庄家的可接受选择"的操作练习，让每一个学习者都去关注自己的那些"冰冻的记忆"中的某些内容，触及自己的情结，进行意识与无意识的沟通，最终达到自我与自性的和谐。卡尔夫把自性作为沙盘心理技术体系的重要内容。通过自由与保护的沙盘心理技术过程，来访者的无意识过程会以一种三维的形式在图画的世界中得以视觉地呈现，经过由此而塑造的一系列的意象，荣格所描述的自性过程会被激发和实现。

（二）以庄家"最佳选择"的沙盘创作

1.操作指导语（参考）

我们小组以自己的方式决定出我们称其为"庄家"及其做"庄家"的先后顺序，采取轮流坐庄的形式，因此小组中的每个人都有机会坐庄。在这一轮里，庄家有"类似来访者"的权利，以来访者的身份去感受和体验，把你的想法、意愿告诉伙伴们，让他们知道你想在沙盘里表达什么，体验被尊重、受保护，得到帮助和关爱、关照等，去实现你的梦想、实现你的"最佳选择"。庄家还有权制定沙盘制作规则，如，谁是第一个摆放沙具的人、每人每次摆放几个沙具、摆放沙具的顺序、谁可以动沙子、动沙子算不算一次动作等。当摆放结束之后，庄家对此沙盘是否满意？如果不满意就问问自己，有没有针对某些沙具或沙画的最佳选择？怎么实现你的"最佳选择"？在挪动沙具时，如果是你自己的沙具，则可以随心所欲改动，如果是小组其他成员的沙具，则必须要先征得沙具主人的同意。小组其他成员要把自己当成沙盘师，在沙盘制作过程中帮助庄家实现其愿望。沙盘制作完成后，在庄家对某些沙具作出最佳选择时，如果是他自己的沙具，则他可以随心所欲地改动；如果庄家需要挪动、替换、去掉你（小组除庄家以外所有组员，都是沙盘师身份）的沙具时，规则要求你在帮助庄家实现其愿望的前提下坚守你自己助人的底线——在你能够接受的范围内去帮助他实现愿望，也就是你找到你的"可接受的结果"。

现在小组开始决定摆放的顺序，每个小组推举出一个"庄家"，庄家制定好规则后，小组开始制作沙盘。

2.音乐配合

仍然用舒缓的音乐伴随，音量控制在若有若无的状态。

3.拍照

小组团体沙盘完成之后，小组成员拍照。

（三）庄家的"最佳选择"与非庄家"可接受选择"的实施

在日常生活中的很多时候，我们即使心里不愿意也会去迎合别人，或者对某事很在意却装着不在意，而这个"不在意"只是把自己的需求压抑下去，问题并没有得到解决。这是因为我们许多人在成长过程中，被教导的常常去在意别人的想法，却忽略了自己的感受，即"情绪的体验，身体的感觉，大脑里出现的画面、意象、想法、回忆等"。这个感受主要来自我们的无意识，是未曾满足的需要。尽管感受被忽略了，但引起这个感受的无意识需要还是一直存在着的，不会因为我们不在意它，它会就消失，而往往会以其他方式呈现在日常行为中，并再次以无意识的方式寻求需要的满足，影响一个人的主人格的稳定。

在此阶段的训练就是让每一个小组成员来真正觉察自己的内心最真实的感受（无意识），摸清自己的需求（底线）。庄家以自己的"最佳选择"权利作为调整沙画的理由，例如，庄家如果想移动成员C摆放一个石头，就要向成员C说明移动的理由，晓之以理，动之以情；而非庄家成员C（沙盘师）在自己"可接受的结果"（底线）之上接受这些理由或情感来帮助庄家实现愿望，或"不接受"这些理由来坚持自己、尊重自己最真实的想法。由此，让小组成员每一个人体会内外统一所带来的感受。并且，在此过程中，更进一步地体会沙盘心理技术的"安全、自由和受保护"的感受，以及无意识的表达与无意识水平的工作。

1.操作指导语（参考）

作为庄家，看看你们小组共同创作的沙盘世界，是不是令你满意？如果有不满意地方，哪怕是一个沙具的方向都要认真看一看。你自己的沙具你可以随心所欲地处理；如果是别人的沙具，你可以跟沙具的主人说明你的"最佳选择"，商量是否可以移动位置、置换、拿掉；而小组其他成员要考虑，是否能接受庄家把你的沙具移动位置、置换或拿掉，来帮助庄家实现其愿望。每一名非庄家成员都要体会接受或不接受的情况下，自己个人真实感受如何？是真心愿意还是勉强的？愿意或勉强的感受又是什么？现在开始。

2.完成"意愿"的讨论过程

我们要给每一个小组一定的时间，进行庄家晓之以理、动之以情完成意愿的讨论。每一个小组的情况不一样，也许有的小组所需时间会长一些，有的小组时间会短一些，培训师在不影响教学进程的情况下，可以等待每一个小组。

3.拍照片

对经过"最佳选择"与"可接受的结果"后的画面再次拍下照片。

4.注意事项

此训练伊始，尤其是小组第一个坐庄的成员，常常是不太敢行使自己"最佳选择"的权利，或是没有很认真地觉察自己的内心最真实的需求，所以，"一片祥和"是常见的结局。非庄家成员也可能是这种情况。

此时，培训师要走访几个组，也可以再次提醒庄家的"最佳选择"，以及非庄家的"可接受的结果"，强化他们参照内心的感受。如果庄家选择了"祥和"，我们要尊重他的选择，此时培训师的"陪伴、等待"最重要。相信经过不间断的角色互换练习，每一个人在"最佳选择"与"可接受的结果"过程中都会有不同的感受和成长经历。

5.组内分享与讨论

就沙盘与组内成员一起分享：① 拿沙具时的想法；② 摆放过程中哪一处的变化最有感受；③ 对整个画面的感受；④ 当庄家进行"最佳选择"时感受如何；⑤ 自己坚持下来或没有坚持下来的感受；⑥ 别人坐庄时自己的感受；⑦ 自己坐庄的感受。

6.再拍照，拆沙盘

在进行"最佳选择"与"可接受的结果"之后，如果沙画有所变动，就再拍一次照片；分享过后，又到了拆沙盘的时间，可以选择拆或不拆。

四、团体沙盘体验与讨论4：继续强化"庄家"概念，感受无意识表达与无意识水平的工作

在沙盘心理技术培训中我们通过结构式团体不断强化"'庄家'就是来访者"这样的理念，让每一个学习者深刻体会来访者对"自由、安全与保护"的感受，一个来访者进行何种的无意识水平的工作。

（一）"庄家"权限增大的操作

小组每一个成员都要以"庄家"和"非庄家"的身份进行体验与讨论。在体验练习中，"庄家"的权限是循序渐进逐渐加大的，比如在开始时庄家的特殊权限仅是在完成沙盘后提出"最佳选择"的理由，与"非家庄"商量达成自

己的"最佳选择"。

随着培训进程的发展，庄家的权限范围逐渐扩展到：① 开始就告知自己的主题，要求"非庄家"成员拿沙具的类别与数量，以达到自己最满意的结果；② 制作沙画过程中不满意时可以叫停全部组员的摆放动作，最后由自己完成自己认可的"最佳画面"，或重新制定规则再进行下去；③ 规定"非庄家"成员只能拿几个沙具或某类沙具；④ 遇到"非庄家"成员拿来不符合自己主题的沙具或动作时可以要求"非庄家"成员更换或暂停；⑤ 制作沙画过程中不满意可以叫停某一"非庄家"成员的摆放或制作，并且在结束时不用与"非庄家"成员商量，有权动"非庄家"成员的沙具直接实现"最佳选择"等。

（二）"庄家"权限增大操作练习的意义

在这种设置形式下的沙盘心理技术体验，使"庄家"以来访者的身份充分体会沙盘心理技术的自由、安全、被保护的感受，从而也会把这种感受带到自己的今后的实际沙盘心理工作中。而"非庄家"以沙盘师的身份充分体验了尊重来访者、以"来访者为最大"的工作内涵及意义，同时也受来访者被尊重后，无意识的真实表达及表达满足后心存感激与快乐的感染，从而获得工作后的踏实感及成就感。这样的体验与分享让每一个学习者深切地体会到在沙盘心理技术工作中"不分析、不解释、不评价、不判断、重感受、重陪伴"给来访者带来的治愈力量，并渐进式地体会和理解沙盘心理技术是来访者心灵深处意识和无意识之间的持续性对话，以及由此而激发的治愈过程和人格及心灵与自性的发展。

五、团体沙盘体验与讨论5：进一步体会广义和狭义的沙盘心理技术工作的内容、工作方法

在初级培训中，我们初步体验广义与狭义的沙盘心理技术工作。在中级培训中我们加强"庄家"的体验与讨论，让每一个小组成员更深刻地体验广义与狭义沙盘心理技术工作，以便进一步掌握此技术。

（一）进一步理解广义与狭义沙盘工作

沙盘心理技术工作和一般的心理咨询一样，是从和来访者接触、了解来访者开始的，类似于心理咨询的初始访谈。初始访谈具体内容包括：① 来访者的基本情况，如年龄、性别、家庭婚姻、职业（学业）；② 来访者（或来访者的监护人）主诉自己的症状，如生理、认知、行为、情绪、个性特征等；③ 心

理评估测量和医学检查结果；④ 沙盘师自己的主观观察；⑤ 来访者背景情况，如孕期、出生、既往疾患、遗传疾病、成长环境、家庭关爱等；⑥ 对来访者心理状况的综合评估。

一般意义或广义上的沙盘心理技术工作，是从来访者进入到沙盘室后沙盘师向来访者介绍沙盘工作的特点、工作模式及作用开始的；工作次数、收费的设置和工作的方式选择等也可以在这个时候介绍。专业的沙盘心理技术工作更注重来访者进入沙盘室的状态、最初见到来访者以及对其的印象及态度、来访者如何进入到沙盘心理技术工作中的，以及沙盘制作结束后的分享过程等；常常需要记录下每一次结束时的状态，以及在下一次工作前是否有联系等；还要有沙盘连续的工作结果、最后的结束过程，以及后续几年跟踪来访者的发展变化等内容。

狭义的沙盘心理技术工作是指来访者创作完他的沙盘画面后，沙盘师与来访者是如何对这个沙盘画面进行工作的，包括来访者是如何结束沙画制作的，比如，是来访者自己自主停止的，还是在沙盘师的提醒下停止的？来访者沙画制作结束后沙盘师是如何开始和来访者对话的？来访者是如何进行分享的？

对于沙盘心理技术广义与狭义工作的理解，是沙盘师从宏观到微观见证来访者成长与发展的途径，为来访者提供最有效的帮助。

（二）小组一对一的沙盘工作练习的意义

在小组内进行一对一沙盘工作练习的训练阶段之前，可以在小组内进行一对多的沙盘心理技术工作体验，亦即在上述的"团体沙盘体验与讨论"中，每个小组成员轮流坐庄的时候，同时有一名学员（只有一名）作为沙盘师，不参与其他学员的沙盘制作活动，只是作为沙盘师陪伴、欣赏、守护和关照大家。在大家制作沙盘过程中，这位学员以沙盘师的身份去体会"以游戏的心态积极、认真、用心参与，带着关爱陪伴、守护、关照，耐心'倾听'和等待（静待花开！），默默欣赏，用心感受，必要时真诚分享"的沙盘心理技术过程，并严格遵守"不分析、不解释、不评价、不判断、重感受、重陪伴"的工作原则的。可以从锻炼自己的注意力、记忆力、感受力这些沙盘师的最基本功开始。比如：① 记忆力的训练，主要是锻炼沙盘师把沙盘开始到结束沙画发生变化的整个过程都熟记于心的能力；② 专注力的训练，主要是看看自己从沙盘开始到结束的整个过程，全神贯注的注意力有多少是放在来访者及其沙盘上；③ 感受力的训练是沙盘师的必修课，主要是锻炼我们在沙盘情境中对沙子、沙具和他人的感受。有必要再次提及的是，在沙盘心理技术情境中的"感受"是指"情绪的体验、身体的感觉（什么部位、程度、性质），以及在此情绪和身体感觉的同时脑海或眼前出现的意象、画面、回忆、想法等"，亦即自己的脑、心、身与沙子、沙具和来访者的联系能力。

这种团体沙盘情境下一对多的沙盘心理技术工作体验是沙盘师进入到一对一形式的沙盘工作的重要途径。

在此训练阶段，我们在小组内进行一对一的沙盘心理技术工作体验，并在每一次体验结束后，小组成员都要进行讨论与分享。因为，在一对一心理分析与沙盘心理技术工作中，觉察自己工作时的状态是比较难的，尤其在学习成长阶段的沙盘师。而利用这种结构式团体进行体验与讨论，会让小组中的每一个人从其他人的身上发现自己工作中的问题，觉察自己的工作状态，这对成长中的沙盘师是非常必要的，也是极其有帮助的。

（三）小组一对一体验与操作程序

1.指导语（参考）

按小组自己的方式来决定练习的顺序，一个扮演沙盘师，另一个扮演来访者，条件许可、有足够的沙盘设备的话，每两个人一个沙盘；如果条件不能满足，多人一个沙盘，其他小组成员就作为安静的观察者，但要求每一个小组成员都要轮流做一次沙盘师，然后再轮流做一次来访者，要以不同的角色在沙盘心理情境中进行感受，并以观察者的角度来反思自己的一对一沙盘工作。

（1）"沙盘师"的工作　记住，你永远都是自由、安全空间的提供者。带着关爱陪伴着来访者，并默默的、非言语（包括肢体语言）的见证着、欣赏着来访者创造的心灵世界。

【准备工作】在沙盘心理技术工作之前，即来访者走进沙盘室之前整理好沙具、抚平沙盘中的沙子；向来访者介绍沙盘心理技术的基本要素和作用；征求来访者是否愿意做沙盘；告知来访者整个沙盘工作所需的具体时间，也可以界定摆放多少时间，分享多少时间；请来访者选择自己的座位位置，并征询来访者关于你（沙盘师）坐下来的位置。

征询你和来访者在沙盘工作中的座位关系，可以参考其他沙盘师的做法。通常情况下，有经验的沙盘师都会让来访者选择距离沙盘架较近的长方形沙盘的长边，这样会更利于来访者的沙盘制作，沙盘师一般坐在和来访者成90°角且距离沙盘架较远的位置，这样就会方便来访者到沙具架前取沙具。也可以用二选一的问句问来访者："你喜欢坐在哪里？是坐在这边（指长方形沙盘箱的长边）还是那边？"当来访者的位置确定后，可以请来访者确定沙盘师的位置："你希望我坐在哪里？"一般情况下，我们距离来访者1～1.5米是合适的；而有的来访者不希望你在旁边，你最好离开，并告诉对方如果他需要你的话可以随时叫你。但如果孩子没有自主能力或自理能力，为了安全起见我们可以不听从来访者这样的安排，因为大部分幼儿是不会在一个固定的位置玩，只要他们愿意，任何位置都可以。

如果我们还是刚入门的处于成长过程的沙盘师，可能特别需要有自己固定的座位才能感到安稳，那么可以自己先选择位置坐下来后，让来访者自己找他合适的座位。

【用心观察与记录】沙盘心理技术工作开始后，用心观察和记录来访者拿放沙具的动作、在沙盘上的动作以及他的情绪反应、言语反应；也要观察他在你的每一个问句之后的反应等，这些是很多沙盘师采用的方法。体验式团体沙盘心理技术培训，要求学员最好能默记，这也是给来访者提供"安全"的重要方面，在沙盘心理技术工作中锻炼默记的能力是非常有必要的，这是沙盘师的基本功，等来访者离开后再把工作的过程用纸笔或用电脑记录下来。如果不能默记，请同来访者说明你要记录的理由，一定要征得来访者的同意。沙盘师的现场记录，既干扰了来访者的表达，也影响了沙盘师的共情。如果现场非做记录不可，可事先做一份表格或是准备一张白纸，在工作中尽可能在不影响来访者工作的情况下做记录。对于记录这个工作形式可以作为练习后的议题进行讨论。

【觉察自己】在沙盘心理技术工作进行过程中，来访者可能会摆放沙具，也可能根本不去碰沙具；也许会触碰沙子，也许根本不碰沙子，或是向你扬沙子（常见于多动症、特别是孤独症等儿童）等。一个成熟的沙盘师遇到这种情况一般都会给予理解、接纳和支持。当成长中的沙盘师遇到类似情境时，可以根据自己的具体情况特别是根据自己对来访者的接纳程度来处理。对于成长中的沙盘师来说，针对这种情况并没有一个适合所有人的该如何做的标准或者方法，成长中的沙盘师觉察自己面对此情此景时的感受才是最重要的！因为觉察自己面对此情此景时的感受，是"发现"情结、"处理"情结的最好时机，是每个成长中的沙盘师的必经之路，也是沙盘师获得成长的重要途径。这既是在沙盘情境中和来访者建立咨访关系的基础，同时也是沙盘师为来访者提供安全、自由、受保护空间工作的一部分，是给予来访者自由表达其心灵所需安全感的基础。

如果来访者摆放沙具时间比较长，特别是儿童，对于时间概念不清时，沙盘师可进行倒数15、10、5分钟的提醒。当遇到来访者有类似这种情况时，沙盘师在提供保护的前提下，在沙盘疗程的工作前期（前几次）可适当延长时间设置，中后期可逐渐按时间设置工作，以培养来访者养成遵守时间设置的习惯，这也是来访者获得成长的表现。

【分享时的问句与欣赏】在来访者沙盘创作完成后，就进入了狭义的沙盘心理技术的工作了。作为沙盘师，你可以用一些开放式的问句，邀请来访者带你欣赏他所创造的沙盘世界。比如，"感觉怎么样？"、"愿意讲讲你摆的这些吗？"、"想说点什么吗？"等。当来访者带领你领略了他的沙盘后，你还可以问问他，"哪个沙具或哪个位置是你最喜欢的？"等。在沙盘工作过程中，沙盘师尽量不使用"为什么"这样的问句或是"你怎么会把这个沙具放在这里呢？"等句子，这样的问句会使来访者因防御心理而一下子跳到意识层面来回答你的问题，就会失去了无意识水平的工作意义。

当沙盘师的一个问句提出后，来访者可能愿意跟你分享他的心灵世界，也可能不愿意分享，或者他沉醉在自己的世界里，正在思考。对于此时的停顿，我们沙盘师要有足够的耐心等待，当他想分享时，一定会分享。遇到这种情境，沙盘师一定要跟着来访者的节奏工作，而不是为满足自己的好奇心或为验证某个沙具所谓的象征意义，不断地向来访者提出问题，急于要"你要的"结果。有一个7岁的来访者告诉妈妈她特别愿意来"玩沙盘"，但是她表示，"我害怕老师提很多问题"。因为在刚刚结束的这次工作中，沙盘师因看到沙盘中'水'里有一只倒下的鲨鱼感到很不舒服，沙盘师就通过各种提问想让这个7岁的小女孩也看到这个"不舒服"的鲨鱼。而小女孩则认为，"我画画时看到的鲨鱼就是这样的，我很喜欢这个鲨鱼"。

对于来访者的沙盘，沙盘师要把控住自己的好奇和急迫心情，跟着来访者一起来感受他的沙盘，以尊重的态度欣赏来访者的沙盘，尊重他的无意识表达，坚持"不分析、不解释、不评价、不判断、重感受、重陪伴"的原则，让来访者感觉到安全，因为感觉到安全，他才能在这里自由地表达他自己心灵的内容。这是沙盘心理技术工作的基本理念、态度和工作原则。

【"我-信息"表达】成长中的沙盘师常常在工作中想说点什么，"不说点什么常常感觉自己很无用。"当你有"想说点什么"的欲望时，要感谢来访者，是他的沙盘画面触发了你的无意识。但这时你确实要把控住气氛，在你与来访者还没有建立起良好的相互信任关系时，能不说最好不说。如果来访者非常诚恳地邀请沙盘师说话时，或是在与来访者工作一段时间后，与来访者建立起了彼此信任关系后，沙盘师是可以谈自己的感受，而且务必用"我-信息"表达。"我-信息"的表达是：描述发生的事件（或一个沙具，或一个画面）+我的感受+这种感受带给我的影响（或想起自己曾经的经历）。如："当你放这个鱼头朝向这边时，我很不舒服，好像心里紧了一下，这让我想起舅舅家里原来在鱼缸里养了几条大金龙，非常漂亮。我经常在鱼缸前站很长时间，好像它们懂我。但有一次晚上我起床上厕所，可能是没太睡醒的原因，一抬头一下子被朝向我的鱼吓了一跳，从那之后我再也不愿意看它们了。"

"我-信息"只表达自己的感受，这种坦诚地向来访者分享自己的感受，不仅不容易激起来访者抵抗与防御，还会促进来访者成长。

（2）"来访者"的工作　作为来访者，想怎么做就怎么做，关注、感受自己就好。完成了之后，想分享就分享，不想分享就可以不分享。

（3）观察者的工作　静静地观察来访者与沙盘师的所有动作、语言以及感受沙盘。只有在小组分享时才可以就沙盘师与来访者的工作进行讨论与分享。

沙盘师与来访者都要体会自己的工作过程中所有的思想、情绪体验、身体感觉与沙盘制作的动作，在分享时也要跟小组成员分享、讨论。

我们用3分钟决定小组角色扮演顺序。3分钟之后请全体安静下来，我们一对一的体验开始。

2.音乐伴随

舒缓音乐播放，音量控制在如同身临其境即可。

3.小组练习实施

小组选出"沙盘师"、"来访者"后，其他成员作为观察者，一对一的练习就可以开始了。

4.组内分享与感受

在每一次模拟训练结束后，庄家（来访者）分享：① 是否有被保护的感受及自由表达的感受；② 非庄家（沙盘师）分享工作过程中的感受；③ 观察者在整个过程中静静地观察和体会、感受，并分享给沙盘师与来访者。

5.反思与觉察

沙盘师觉察自己在工作中的动作、语言、心理活动，这也是进行讨论的要点。而来访者除了要体会自己的沙画，同时也要体会沙盘师的工作状态，如坐姿、语言、说话的语气、声音等给你的感受是什么？或是他怎么做你觉得更舒服、更安全？多多注意这些感受，可以更好地体会来访者和沙盘师这两个角色并在来访者和沙盘师两个角色之间进行转换。观察者要观察及反思沙盘师与来访者的工作态度和工作方式，为自己即将开始的体验式团体沙盘心理技术练习做一些准备工作。

6.此训练的注意事项

在此训练阶段，我们让每一个学员体会作为沙盘师提供安全、自由、受保护空间的意义，体会非言语的、无意识水平的工作模式等。在训练中，因为有小组观察者在场，尽可能少用或不用自由联想等技术，以免让某一个练习中的来访者走得太快、太深而失去了安全感。

7.结束的过程

拍照，结束，拆沙盘。

8.请学员谈感受

请二三个学员谈一下此次训练的感受，征集问题，并由培训师给予解答。

（四）沙画可能引发"感受"的关键点

沙画形成过程中及形成后，作为一个陪伴者，沙盘师感受、感应、共情来访者及其沙盘是应该具有的基本能力。对沙画的色彩、画面的形式、沙具的象征等因素的感觉，及对这些因素综合成一个画面的综合知觉都会让沙盘师有深刻的感受，这些感受首先都与沙盘师个人有关，其次才可能和来访者有关。

1.色彩

每一种色彩都是一种情感的表现，色彩会影响人情绪，色彩与人的潜意识相连，当你看到一个沙盘画面时有这样或那样的感觉，不乏其中有每一种色彩本身的影响作用，同时也有色彩组合到一起是否协调的影响作用，后者我们称其为色调。色彩既可以让我们产生一定的联想，也可以引发一定的情感体验。在沙盘心理技术中，心灵内容、个人的情绪也会通过色彩来表达，不以个人意志为转移的。因此，即便是一个经过几十年绘画专业训练的人在初始沙盘中也很难在色彩上表现得很协调。图2-2、图2-3即为示例。

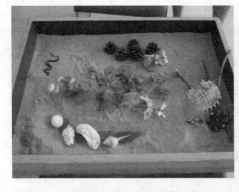
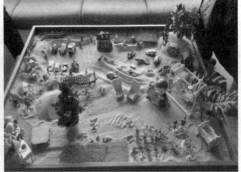

图2-2　学习绘画27年的32岁女士的作品　　图2-3　学习绘画25年的一对
34岁夫妻的作品

2.画面的形式

画面形式更是引起我们有感受的要点。康德认为："绘画、雕塑甚至还包括建筑和园艺，只要是属于美术类的视觉艺术，最主要的一环就是图样的造型，因为造型能够以给人带来愉快的形状去奠定趣味的基础（而不是通过在感觉上令人愉快的色彩的表现）。"造型等艺术是具有形式美法则的，这也是我们审美的基础，如色彩、形状、物品种类等的统一与变化，在整个构图中的均衡与对称；画面的节奏与韵律，整个构图的比例与尺度等，所有这些都会给我们带来审美感觉。一个9岁孩子在16次沙盘结束时，他看到自己"有秩序、充满美感"的沙画，喜滋滋地自言自语："太美了，照下来发给我妈妈。"创造美的画是通过沙盘一次又一次的工作后自然而然的过程。有一个小故事，面对杂草丛生的园子，禅师的办法是"在杂草地里种上庄稼，是除去杂草的最好方法"。美的原型一直就在我们心中，只因为杂草太多进而覆盖或挤占了美的种子。而经过沙盘的意识与无意识的不断对话，心中的"杂草"一点点被拔掉，美的能量被调动出来，具有形式美的沙盘画面由内而外散发出来。慢慢的内心无杂草了，眼里也看不到杂草。

了解美的形式是了解我们自己产生美感的理由，切不能以此作为沙盘师分析来访者沙画的工具。有来访者说："当沙盘师对我的沙盘进行分析解释时，我觉得他（指沙盘师）离我很远，就好像不是我的沙盘，更不是我心里的真正想法。以我的沙盘进行猜想并对我的心理进行分析、解释、评估和诊断，这看起来很好笑！"

当沙盘师把来访者的沙盘作为对来访者心理问题的分析、解释、评估、诊断工具时，这时的沙盘师是不可能全身心地与来访者共情的。因此，我们更要着重强调，沙盘师要跟随来访者成长的步伐，让来访者自己在沙盘中一点点去呈现、表达自己的问题。有表达就有治愈。沙盘师存在的意义在于，能够给予来访者"自由、安全、受保护的空间"来充分呈现、表达内心。

3.沙具的"象征"

在沙盘心理技术中，具有象征意义的沙具是来访者心灵内容的外化语言，正是因为沙具"会说话"，来访者才能通过沙具将自己的心灵语言向外呈现与表达，使无意识与意识有了沟通与对话的可能，把来访者的无形的心灵内容以有形的形式呈现、表达出来。

不管沙具的象征意义在一些沙盘游戏书中是多么确切、具体，我们成长中的沙盘师必须认识到这个事实，即每一个人赋予某个沙具的象征意义其实都与自己的人生阅历有关，都是观看者自己内心的表达。正所谓："一千个人眼里就有一千个哈姆雷特"。如：A看到的房子与小时候他奶奶的房子有关，有许多周末在奶奶家的故事，有玩伴、有小动物；B的房子与他去年刚买的房子有关；而C的房子是他理想中的房子，不必太大但却很温暖；D的房子是六岁之前生活过的地方，充满了浓浓爱意的地方。因此，无论是来访者还是沙盘师，当这个人对一个沙具特别有感受时，一定是与当下这个沙具触动了个人"情结"有关。所以，在沙盘心理技术情境中，以治愈为主要目的的沙盘师倾听来访者赋予这个沙具的意义才是最重要的，尽管来访者当下赋予这个沙具的意义可能与书本上说的这个沙具的象征意义相去甚远，我们也要以沙具主人对这个沙具的诠释为准。这也是成长中的沙盘师虚心向来访者学习的好机会，更是沙盘心理技术大师们提倡的提供"自由、安全、受保护空间"的工作态度。如果在沙盘心理技术工作中，来访者的某一个沙具触动了沙盘师，这是沙盘师发现自己"情结"的机会，需要沙盘师在工作后找自己的督导老师来处理"情结"并获得成长。如果沙盘师不了解这一点，在自己的"情结"被触动时完全不知情，或者虽然知情但因"大师"的面具摘不掉而无法向内看，因此处理自己的情绪的方式就是瞬间披上"专家"的外衣，以"专家"的角色对来访者的沙盘进行分析、解释、评估、判断！这不仅是对来访者的极端不尊重，也是忽视、失去了自我成长的机会。

一个人的无意识就如同一个有着许多"宝藏"的浩瀚海洋，这些宝藏个个都有着巨大的能量，时不时会扰动、引起大大小小的海啸（情绪），也可能成为一种巨大的力量撑起万吨巨轮。而这些"宝藏"都是他自己曾经放进去、遗忘太久的、散落在很多地方的，如果不把它们找出来归类管理（整合），它还会经常处处"惹事"，或让能量处于沉睡状态，或是不能合力。进入海洋的钥匙及探照灯都在他自己的手里；当他愿意找、并找到一件宝藏时（探索无意识），他可以"擦拭"它，再给它归类并进行管理，就可以让这个宝藏发挥它应有的作用。在沙盘心理技术工作中，来访者是在沙盘师的陪同下，走入自己的浩瀚海洋中去"探宝"；或走或停，沙盘师可以陪伴着、跟随着来访者，当来访者感到害怕、感到危险时，知道有沙盘师在身边保护他，他会感到安全；当他感到惊喜、兴奋时，知道有沙盘师会分享他的喜悦，他会更高兴。但当沙盘师按捺不住试图主动"帮助"来访者"挖宝"时，此时这个"宝"可能只是沙盘师自己想要的而不是来访者想要的。因此，在沙盘心理技术工作中，沙盘师陪伴来访者按照他自己的意愿和节奏来"探宝"，这是沙盘师最明智的选择。

4.来访者的动作、表情

动作具有象征功能，人的动作反映其人格特征，可以表达无意识过程的迹象。一个人语言可以撒谎，但动作特别是面部表情却很难撒谎。来访者的肢体语言会表露出他的情绪，是无意识的反映。如，来访者拿某个沙具时的动作和面部表情，摆放某沙具时的动作、表情，感受自己沙盘时的动作、表情等，都是我们感受和理解一个来访者无意识的重要线索。如，在狭义沙盘工作中，沙盘师可以问："刚才看到你在摆放这几个沙具时，有一些犹豫，换了几次，能说说时当时的想法吗？""看你在取沙具时，把这个拿到手里又送回去，又去拿了回来，你是怎么想的呢？" 以此让来访者更深入地感受他自己的无意识。

六、团体沙盘体验与讨论6：继续感受无意识的表达与无意识水平的工作

继续"团体沙盘体验与讨论5"的内容。让学员体会"复杂的事情简单做，简单的事情重复做，重复的事情认真用心做"的真谛。

七、团体沙盘体验与讨论7：了解并逐渐掌握沙盘团训的模式与内容

中级培训目标其中一项是要求学员掌握沙盘团体训练操作程序，即一个人带多个沙盘团体的工作形式。

（一）体验式沙盘心理技术团体训练的作用

游戏在人类发展史中起着重要的作用，游戏既有趣味性，让人们在更为放松的同时，又会在互动中学习规范、学习沟通、学会技能、学习成长等。因此，以团体"游戏"的方式进行心理健康教育就更为安全和有效，这也是有效发挥沙盘心理技术"安其不安、按其所安"的功能。现在，许多机关、学校、部队及司法和公安监管系统、医疗卫生以及企事业单位等，都利用沙盘心理技术以团体训练的方式进行心理健康教育。

我们把一次同时进行两个或两以上沙盘（每个沙盘至少两个人以上）的沙盘心理技术活动称为沙盘团体训练，此技术亦称体验式沙盘心理技术团体训练。如果场地够大且带领者非常有经验，可以多个沙盘（每个沙盘最多七个人）同时进行。我们已经把这种体验式团体沙盘心理技术多次应用于学校心理健康教师的培训，也开展了学校学生团训，甚至有的学校心理健康教师把体验式团体沙盘心理技术作为学校心理健康教育的课程。同时，在幼儿园编排出幼儿的沙盘游戏课程，进行早期的心理健康活动；在社区也多次举办家庭亲子沙

盘，改善家庭夫妻关系、亲子关系等；在企事业单位用于员工减压、人际调适、感恩能力、执行力、凝聚力训练等；在妇幼保健院用于孕妈妈们的心理胎教、产后抑郁干预与治疗等；在部队用于战士们的心理减压等；在公安、司法部门用于服刑人员、社区矫正人员的心理矫正、戒毒等。

（二）体验式沙盘心理技术团体训练设计的依据

个体沙盘有个体沙盘的工作目标，而不同的团体也就有不同的工作目标。不同的群体既有共性，又有独特性。一个群体有其独特的目标，不同的群体就有不同的目标，在利用沙盘心理技术进行减压培训、成长培训等活动时，其每一次的操作设置应该有一定的依据，并使前后的操作设置具有逻辑性，使其更能实现培训目标。

1.遵循体验式团体沙盘心理技术的工作理念和原则

在团体沙盘心理技术培训操作设计中终始要贯穿"着重强调沙盘的治愈功能"的理念和"不分析、不解释、不评价、不判断、重感受、重陪伴"的工作原则，在每一次操作设置中更要体现提供安全的、自由的、保护的空间，和"以游戏的心态积极、认真、用心参与，带着关爱陪伴、守护、关照，耐心'倾听'和等待，默默欣赏，用心感受，必要时的真诚分享"等的工作程序。

2.依据心理分析的工作路径

心理分析强调的是无意识水平的工作，重点在意识和无意识的沟通。在这个过程中，沙盘师是慢慢地陪着来访者逐渐走入他的无意识，陪着来访者让他自己去认识自己、发现自己、整合自己，且与现实生活紧密相连。而每一次沙盘心理技术实施过程也是一个从现实意识到无意识、再从无意识回到意识现实的过程。因此，体验式团体沙盘心理技术培训操作设置也要遵循这个原则。

3.采取团体治疗的工作方法

荣格认为，每一个人都有成长发展的内驱力，心理治疗也是激发其成长内驱力，让他自己呈现改变自己的内在力量，从而内外协调、身心协调等。而团体治疗理论认为，团体成员能相互制约、相互影响、相互协调、相互发展，这种团体动力优于个人的自我发现与自我认识的动力，通过团体动力可以加速自我认识、自我成长、自我发展。因此，在体验式团体沙盘心理技术培训操作设置时一定要相信团体小组的力量，一切问题的解决都可依靠小组自身。

4.相信每一个人都有成长发展的内驱力

王阳明的心学理论认为，每一个人都有天理和良知，通过"事上练"，内心的天理和良知被调动、被呈现，这个人就会有积极的内外统一协调的力量，就会更加稳定与和谐，就能呈现出积极的心理特质。荣格也认为，每一个人都有成长发展的内驱力，心理咨询的目的就是激发其成长的内驱力，让其有改变自己的力量，从而内外协调、身心和谐等。因此，在体验式团体沙盘心理技术操作时，我们会紧紧围绕着这些内在的力量来设置沙盘体验，这样的"事上练"使沙盘师内在的力量、积极心理品质被激发，沙盘师的意识容器被扩大，并在现实里呈现和发挥其应有的作用。

5.借助螺旋心理剧工作思路

在螺旋心理剧技术中，特别强调安全感建立，主张在安全的氛围里进行无意识探索和处理情绪等，这非常符合沙盘心理技术的工作原理。因此，我们在体验式团体沙盘心理技术的操作设计中遵循了这样工作思路，使十几次或几十次的团体沙盘心理技术工作都是一个"在团体沙盘情境中建立安全感"的过程，是沙盘的各个要素之间密切联系并在团体里建立"自由、安全、受保护"空间的过程。

6.体现积极心理学的思想

积极心理学主张研究人类积极的品质，充分挖掘人固有的、潜在的具有建设性、创造性的力量，研究包括智慧和知识、勇气、仁慈、正义、修养与节制、心灵的超越共6大类24种积极人格特质，以促进个人和社会的和谐发展，使人类走向幸福。在体验式团体沙盘心理技术的工作过程中，我们设置了"扩大意识容器"的操作，加强每一位学员对自己作为沙盘师主人格积极心理品质的感受、体验和挖掘、呈现，并反复练习在沙盘心理技术情境中把小组其他成员的优秀心理品质内化为自己的优秀心理品质，并通过"事上练"而获得心灵的成长、发展。

（三）体验式沙盘心理技术团体训练设计的节奏

在体验式团体沙盘心理技术应用中，进行多次的操作，我们就要进行一定的目标设置。我们总体设置原则就是从结构式到非结构式。

1.宽轻活动引入，激发兴趣，减少防御

社会减压、心灵成长等团体有别于专业成长团体，成员们不需要了解太多的沙盘心理技术的理论和历史背景，只需要借助这个团体沙盘工作达到减压、成长的目的即可。因此，在利用体验式团体沙盘心理技术对减压、心灵成长等目的的团体开展工作之始，我们在设置上可以通过轻松的活动让他们了解无意

识水平工作的沙盘"是什么"、"怎么参与"即可，这足以激发每一个参与者的兴趣，并很快降低无意识心理防御，积极参与到沙盘游戏中。体验式团体沙盘心理技术实施过程中，通常采用的激发兴趣的活动可以设置为：① 主持人设定一个正能量主题（美好家园、幸福生活、美丽校园等），然后小组组员自己商量决定如何去拿沙具（主持人不规定数量和类别等），由小组成员自己商量决定如何呈现沙盘；② 由主持人给出正能量主题范围（如给出3～4个主题词），由轮流坐庄的庄家来确定主题，并由庄家来制定沙盘呈现的规则。通过这样的活动，可以让每一个参与团体沙盘的成员更好地了解沙盘心理技术的"游戏"特点。

2.先紧后宽，理清边界，做好自己

我们的许多心理问题的产生都源于我们的自我需要未能满足和实现，反映在人际关系中往往体现为人际界限不清，常常是没做好自己的事，又去干预别人的事。这样做的结果会导致我们人与人之间的矛盾与冲突，同事之间、亲人之间、夫妻之间的矛盾等都是如此。团体沙盘在设置上遵循先严后宽原则，从主题限定、沙具数量、摆放动作、摆放轮次、非言语交流、是否移动沙具等方面都要有严格的规定，并在沙盘工作中尽可能严格执行。通过这样的沙盘体验，每一个小组成员就能学会厘清自己与他人的边界，从沙盘操作体验中逐渐明确：不同的人看问题的思路和角度不同，因此不同的人对同一件事或同一个沙具的理解和认识就不同；每个人的事永远是他自己最清楚，我们要求旁观者能做的就是给予别人以尊重、理解、信任、包容、支持和关爱。当小组每一个人都从中学会了相互保持合适的界限后，我们在设置上要逐渐给予庄家越来越少的限制、越来越多的权利，如庄家可以多拿一个到多个沙具，逐渐到可以叫停庄家认为不满意的其他组员的沙具摆放，甚至可以经过协商后拿掉庄家不满意的其他组员已经摆好的沙具。这样的设置首先可以让庄家在团体沙盘的情境中体会满足自己需要、实现自己的愿望的感受，体会来自团队的支持力量；其次可以让庄家在团体沙盘的情景中初步感受体会"安全、自由、受保护"的意义。

3.轮流坐庄，深入体会"安全、自由、受保护"，满足自我

在体验式团体沙盘心理技术的培训中，如果时间允许，每一种和庄家有关的设置都应该让每一个小组成员轮流来体验一次，也就是在任何一个设置里，争取让所有的小组成员都坐庄体会一次。随着庄家（来访者）的权限越来越大，每一个庄家（来访者）在越来越自主的设置中逐渐感受到一个来访者的"想怎么表达就怎么表达"的自由，以及想表达时的安全环境和保护。在这种

自由、安全、受保护的情境下，表达自己想表达的意识和无意识的心灵内容，那种通畅、淋漓尽致的感觉让庄家有了从来没有过的愉悦；同时，小组其他成员会自觉或不自觉地"帮助"庄家完成心愿，其心愿完成的程度甚至是超出自己的"想象"，比自己的心愿更圆满。那种被理解、尊重、信任、包容、支持、关爱的感觉，会让每一个庄家非常满足。人的意识的、无意识的需要得以实现，就会拥有正性、肯定、积极的情绪。

4.平稳探索，引导感受，关注内心

在体验式团体沙盘心理技术实施中，小组成员们的每一次体验都是一次成长的机会。小组带领者以及参与小组活动的每一个人应该通过每一次的沙盘工作真正地探索自己的内心世界。每一个沙具、每一个沙痕、每一处沙画都是自己的无意识的表达，学会感受自己沙具、沙痕及沙画带来的情绪反应、身体感觉（部位、程度、性质）以及与这些情绪反应、身体感觉相联系的个人真实的故事，这是关注自己内心最好的契机。同时，小组其他成员的沙具、沙痕及沙画引发了自己的感受，应该感谢那个同伴，是他的无意识表达触动了你自己的"情结"。通过在团体沙盘工作中或沙盘工作之后处理自己"情结"是心灵成长的重要步骤，同时也是有效处理"情结"的方式。因此，在每一次团体沙盘活动中，主持人或小组陪伴着应该引导小组的每一个人去感受沙盘。参考的指导语如："每一个人要静静地去体会、感受每一个沙具的摆放，每一次沙画的变化，觉察自己的情绪，体会自己的身体感觉，试着回忆一下与这些感受相联系的故事。"在上述过程中，每一个小组成员都去关注自己的内心，而不是通过沙盘对他人进行分析、解释、评估、判断，这样会使每一个小组成员都更加深入体会到沙盘心理技术的治愈功能，并从中获得成长。

5.小组共议，回到现实，结束疗程

体验式团体沙盘心理技术培训结束阶段的设置的要点，是把每一个小组成员从无意识的状态中拉回到现实状态。因此，在体验式团体沙盘心理技术培训临近结束阶段最后一个单元的练习，我们常用的设置是让小组成员共同完成一个主题，对沙具的选择和数量以及沙盘制作规则等不作任何限定，只限定完成时间。小组成员会把和沙盘建立起的联系以及与其他小组成员建立起来的连接等都会通过沙画表现出来。凝聚着集体智慧的沙画让每一个人都非常满意，每一个小组成员会带着这种满意来结束这次沙盘心理技术过程。

（四）体验式沙盘心理技术团体训练规则讨论

请学员在小组内部回顾初级与中级培训的一些团体的规则，并结合"设计

原则与节奏"，为将来自己的实际工作制订出团体训练计划。

（五）体验式沙盘心理技术团体训练体验与讨论

请两位学员带领大家一起进行一次团体沙盘训练，其他学员既当体验者，同时也在体验过程中感受沙盘团体训练的作用，并给予这二位学员更多的反馈。

就沙盘团体训练过程进行提问，培训师进行解答。

八、中级培训的操作性回顾与总结

（一）总结培训脉络

简要回顾4天的理论学习及通过7次的体验与讨论所获得的感受，希望在今后的工作中秉承体验式沙盘心理技术无意识水平的工作态度；着重强调沙盘心理技术的治愈功能，坚持"不分析、不解释、不评价、不判断、重感受、重陪伴"的工作原则；强调要以"来访者的身份进入沙盘心理技术的学习，学会在来访者和沙盘师两个角色间转换"；强调每个沙盘师首先要"解决影响自己的沙盘师主人格稳定的重要次人格，即情结"的重要性。要求大家完成本次学习后的体验与督导，提交个案报告等。

（二）提交并分享培训感受、意见及建议

请每一个小组讨论4天来的体会、感受，意见和建议。并派一个代表与大家分享。

【分享1】

感谢组织这次活动的各位领导和老师。

首先，我们组员一致体会到沙盘的魅力，使我们吃得香、睡得好，心情非常愉快，我们组的唯一男性老师认为，女老师们几天下来都变得更漂亮了。

我们的体会主要有如下几点。

（1）加深了对彼此的了解，认识到人的心灵世界是很广阔的。

（2）对沙盘师的陪伴作用有了更深的认识，每个人都分别担当了来访者和沙盘师。我们认识到不同的立场对沙盘的感受要比语言的询问更重要。

（3）对老师的一句话感触很深：当来访者的沙具摆放让我们感受不舒服时，作为陪伴师，首先想到的是"这种不舒服是我自己的，是我自

己需要在今后解决的问题"。而对于来访者，我们要无条件地接纳、关注、包容，不提问、不评价！这时来访者摆放沙具的象征意义并不重要，重要的在于他通过这个沙具表达了自己。对来访者"不分析、不解释、不评估、不判断"真的很重要，只要我们做到"陪伴、守护、倾听、欣赏、耐心等待、用心感受"就可以了！在这样的过程中，来访者和沙盘师彼此促进，加强对彼此的自我认识。

①面对自己，分享自己，发现自己，认识自己。

②作为班主任，应做到关爱、包容，人与人之间沟通时要有爱，所有的事都可以解决。

③要终生学习，越学内心越平静、越充实。

（4）没有太多的追求，只是希望让有沙盘的地方能够发挥它的作用，为在心灵世界里中勇于探索的人们多搭建沟通心灵的桥梁。

打算：希望用平和的心态，面对所有困难，不论是在任何岗位上。组织起来，跟经验多的老师一起，也成为沙盘的专业人才！

【分享2】

上个暑假初级班的学习，让我们感受到了团体沙盘的强大魔力。经过一个学期的实践，这个寒假的中级沙盘培训，又让我们冷静地开始了自我发现之旅。在一个小小的沙盘之中，下载了我们整整的一生，包括每一个细小的幸福，每一份疼惜与每一份感动，深入觉察哪一段时光是自己最在意的，哪一些事情是最重要的，承认自己的不足与限制。明白了这些，也就会知道人生的意义，找到人生的方向，使心灵从物质的黑暗中释放出来；促使意识和无意识不断整合，使"自我"向"自性"转化，最终达到"天人合一"的境界。

通过这次培训中的几个案例分享以及一对一的实战演练，我们清晰地意识到：今后作为陪伴者，我们创设一个自由、安全、信任的氛围，能让来访者已经启动的心理程序不再担心有断电的危险。

问题：底线——说"不"的能力，我们如何来训练自己？童年的爱如何去修复？

【分享3】 回归自我

（1）沙盘的制作，让大家心胸开阔，每个人都有自己的收获。

（2）学习感受。

第一，4天的学习收获很大，在"玩"沙盘的过程中，感觉到小组研讨的力量，能够触动自身"情结"并挖掘与调整。

第二，在体验中感受陪伴者的经历，确实觉得看花容易绣花难。真正要做到像刘教授、于老师、曲博士那样和蔼、慈祥、耐心，还需要长期的经验积累与自我调整。但这是非常重要的，我们也一定能行的。

第三，我们深深感受到沙盘心理技术可以触动我们心灵最原始的情感，触动心灵最本质的东西，让自我得以释放，从而达到治疗的效果。

第四，初级学习的内容很笼统，通过中级学习更深切地理解了陪伴师的理解与包容。

第五，让我们组最有共鸣的是中级学习，我们更觉自身欠缺得太多了，需要学习的东西太多了。

（3）今后的工作努力方向：在今后的工作中，我们组的成员将会踏实去学习理论知识，及时改进自己技术指导上的不足，在实践操作学习中积累、沉淀自己，从而更好地调整、改变自己，为他人服务。

【分享4】 成长、飞跃

自助、互助：小组成员做团体沙盘时，对于不同沙具的选择分别呈现出各组员不同的期望、内心需求，大家都能分享彼此的愉悦，包容彼此的伤痛，使大家通过沙盘游戏进行自我帮助，进行群体自助。

相通、相融：沙盘摆放间，彼此能够互相关照，明晰彼此的意图，呈现出我们这个小团队的和谐、体谅，达到心灵相通、心意相融。

成长、飞跃：4天的学习，不论在理论上、实践中，还是实际案例的分享过程，都让我们获得成长，使我们在沙盘体验、分享中获得质的飞跃。

【分享5】 神秘、神奇、神圣

在未接触沙盘学习之前，我们总是感觉沙盘很神秘。

在初级、中级沙盘培训的过程中，听到很多老师的个案介绍与刘老师的理论指导，了解到孩子们的变化，我们由衷地感觉到神奇。

这种神奇的力量促使我们在今后的学习与实践中去充实自己，去帮助他人，又感觉自己所从事的这个职业很神圣。

我们组呈现在沙盘上的解读：

在4天的学习过程中，感觉自己变得越来越沉静。在老师们的引领下，我们能仔细感受体验沙盘的魅力，在体验学习的过程中，我们逐步屏蔽掉很多来自外界与自身的干扰，相互帮扶、相互鼓励着在沙盘中徜徉，有许多心灵的感悟；我们希望通过努力学习，使自己越来越丰富、强大，传递着正能量，使需要帮助的人与我们一起越来越快乐地成长。

问题：对沙盘难舍难分了。

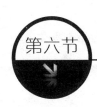

第六节 中级课后作业、思考题及参读书目

一、课后作业

课后请培训组织机构认真组织学员，组成课后体验小组，完成规定的课后作业，完成后，才有资格参加"高级一班"的学习。

（1）自愿组成团体小组体验12小时；完成个人沙盘体验6小时。

（2）参加4次（至少6小时）网络个案督导；2次（4小时）网络答疑。

（3）完成一份5000字个人成长报告【成长报告内容：① 个人一般资料｛姓名、性别、年龄、接触沙盘时间、沙盘工作时间（累计××小时；次/月）｝；② 团体与个人体验的感受；③ 参与督导或接受督导的收获；④ 回答思考题内容】。

（4）一份至少4次沙盘团体训练报告；或一份至少10次团体个案报告；或个体至少15次个案报告。

二、课后思考题

（1）如何理解卡尔夫整合思想在沙盘情境中的应用？

（2）掌握发现"情结"、处理"情结"的意义及其在沙盘情境中的操作。

（3）什么是沙盘情境中感受？如何提高感受性？提高感受性的意义在哪里？请举两个实例来说明。

（4）如何理解应用沙盘心理技术进行团体训练的设置？你在自己的工作实践中是如何进行团体沙盘策划的，体会是什么？

（5）你是如何理解在沙盘心理技术情境中营造安全氛围的意义？

（6）沙盘个案整理过程中的感受与体会有哪些？

（7）在沙盘情境中以及在日常生活中"我－信息"的应用实例有哪些？

（8）请举例说明，自己在沙盘情境中或生活中是如何感受和理解陪伴的。

（9）在自己的工作实践中，是否遇到过团体中的问题？你是如何处理的？为什么？

（10）你认为在沙盘团训过程中如何把握操作进程？

（11）你体会的庄家"最佳选择"、非庄家"可接受的结果"的意义是什么？

（12）通过沙盘工作实践，你体会到的沙盘心理技术的治愈力量在哪里？

三、课后参读书目

[1]【美】博伊克，古德温著. 沙游治疗——完全指导手册：理论、实务与案例. 田宝伟等译. 北京：中国水利水电出版社，2006.

[2]【意】伊娃·帕蒂丝·肇嘉著. 沙盘游戏与心理疾病的治疗. 刘建新等译. 广州：广东高等教育出版社，2006.

[3] 张日昇著. 箱庭疗法. 北京：人民教育出版社，2006.

[4] 申荷永著. 沙盘游戏（理论与实践）/心灵花园沙盘游戏治疗丛书. 广州：广东高等教育出版社，2004.

[5] 申荷永著. 荣格与分析心理学. 北京：中国人民大学出版社，2012.

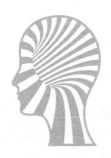

第三章

体验式团体沙盘心理技术高级培训

Chapter 03

初级、中级两个层次的培训主要是使学员树立起对沙盘心理技术治愈功能而非评估诊断功能的态度，秉承"不分析、不解释、不评价、不判断、重感受、重陪伴"的工作原则，"以游戏的心态，积极认真、用心参与，带着关爱静静陪伴、守护、关照，耐心倾听、等待，用心感受、默默欣赏，必要时真诚地分享"等具体程序进行团体沙盘心理技术工作，并尝试一对一的工作方式，初步了解及掌握情结理论及在沙盘心理技术中扩大意识容器和处理"情结"的方法，并努力在自己的实际工作中付诸实施。

高级班分为两个层次：高级一班、高级二班。高级班在强化初级、中级班内容的基础上，更注重小组安全感的建立，进一步提高学员掌握在沙盘情境中发现个人"情结"及处理"情结"的能力；通过了解分析心理学中的移情、共情、原型、原型意象等，在沙盘心理技术的体验与操作中，让学员逐步掌握在沙盘情境中发现阴影及处理阴影的能力，提高共情能力；并初步了解沙盘心理技术治疗工作中积极想象等技术的应用，进一步掌握一对一的沙盘工作方法；同时注重沙盘师个人成长以及沙盘心理技术应用和应用研究的意识，使学员通过提高班的学习，逐渐修通个人的成长之路，并能掌握一定的操作技术，将沙盘心理技术更熟练、深入、广泛、持久地应用在自己的实际工作中。

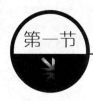 **第一节　体验式团体沙盘心理技术高级一班**

——逐渐掌握处理"情结"的态度、原则和方法，使主人格更加稳定

一、高级一班培训基本设置

（一）入班的要求

（1）自愿组成团体小组体验12小时；完成个人沙盘体验6小时。

（2）参加4次（至少6小时）网络个案督导；2次（4小时）网络答疑。

（3）1份5000字个人成长报告【成长报告内容：① 个人一般资料｛姓名、性别、年龄、接触沙盘时间、沙盘工作时间（累计××小时；次/月）｝；② 团体与个人体验的感受；③ 参与督导或接受督导的收获；④ 回答思考题内容】。

（4）一份至少4次沙盘团体训练报告；或一个至少10次团体个案报告，或至少15次个体个案报告。

（二）培训时间及教学形式

体验式团体沙盘心理技术培训高级一班同样采取结构式团体的方式进行培训，小组人数以2～5人为宜。培训时间为4天2晚。

（三）课程目标

（1）了解并掌握体验式团体沙盘心理技术中安全模式的建立和维系。

（2）进一步熟悉分析心理学中的情结、移情和共情等基本理论；初步了解原型及原型意象及其在沙盘心理技术情境中的具体应用。

（3）进一步深入体验在沙盘心理技术过程中对自己的"情结"、过去未完成事件的感受，并逐渐掌握沙盘心理技术情境中处理"情结"的态度、原则和方法，努力使自己的沙盘师主人格更加和谐、稳定。

（4）熟练掌握带领体验式团体沙盘心理技术团体训练的技能。

（5）了解沙盘主题延伸如色彩等相关理论和技术，并初步在沙盘心理技术工作中体验关于积极想象、美学欣赏等技术的操作。

（6）在实际的心理咨询工作和心理健康教育中能进行一对一的沙盘心理技术工作；并掌握体验式团体沙盘心理技术的督导技术。

（7）在精深理论、强化态度、掌握技术在基础上，提高工作水平和研究意识及水平。

二、高级一班的理论内容教学及课堂作业

（一）理论内容与教学

在高级一班，我们重点介绍体验式团体沙盘心理技术中的安全模式理论，以及进一步深入理解情结理论，了解与掌握分析心理学中的积极想象理论，并理解分析心理学中的移情、共情、原型及原型意象及其在沙盘中呈现的意义，理解并掌握沙盘心理技术研究中的选题、策划与组织实施。高级一班的理论课如同初级、中级班一样，课堂上简单论述。

理论内容如下：

（1）体验式团体沙盘师成长（高级）"人格"理论；

（2）体验式团体沙盘心理技术培训的婚姻家庭理论；

（3）分析心理学中的移情、共情、原型、原型意象与沙盘操作意义；

（4）分析心理学中积极想象理论及其对梦的解析；

（5）沙盘中的色彩主题及其形式美主题延伸与美的原型；

（6）沙盘心理技术工作的课题研究计划及方法；

（7）沙盘心理技术的个案督导意义与操作。

（二）课堂作业

高级一班培训中仍然要求每一个庄家完成课堂作业，这既是记录的过程，也是又一次意识与无意识的沟通、不断整合的过程。课后除要求完成大量的练习外，还要结合钱的"情结"，进行收费个案的作业完成。

三、高级一班身体感受性训练及团队建设

有了一定的沙盘心理技术工作经验，初步建立起体验式团体沙盘心理技术的工作态度之后，沙盘师的个人素质及工作能力的提升更为重要。高级一班的培训重点是通过操作与体验，促进沙盘师的个人成长和个人素质得到提高。

（一）身体感受性训练

沙盘心理技术治愈过程中，共情与共鸣是心理治愈的基础。在高级一班，我们还要通过进一步训练，提高学员的身心感受能力，以不断提高沙盘师的共情与共鸣的能力。

有一个精神病人，以为自己是一只蘑菇，于是他每天撑着一把伞蹲在墙角里，不吃也不喝，像一只真正的蘑菇一样。心理医生想了一个办法，也撑着一把伞，蹲在病人旁边。病人就很奇怪地问："你是谁？"医生回答："我也是一只蘑菇呀！"病人点点头，继续当他的蘑菇，过了一会儿，医生站了起来，在房间里走来走去。病人就问他："你不是蘑菇吗？怎么可以走来走去？"医生回答说："蘑菇也可以走来走去啊！"病人觉得有道理，于是也站起来走走。又过了一会儿，医生拿出一个汉堡，开始吃了起来。病人又问："你不是蘑菇吗？怎么可以吃东西？"医生理直气壮地说："蘑菇当然也可以吃东西啊！"病人觉得很对，于是开始吃东西。几个星期后，这个精神病人就能像正常人一样生活了，虽然他还觉得自己是一只蘑菇。

这个故事告诉我们：一个人可以带着那些过去的创伤继续生活，只要他把悲伤放在心里的一个圈圈里，不要让苦痛浸染他的整个生命，他就可以像正常人一样生活了。当一个人悲伤得难以自持的时候，也许他

不需要太多的劝解和安慰、训诫和指明，他需要的只是一个人在他身边"蹲下来陪他做一只蘑菇……"

我们没有办法考证这个故事是否真实，其实故事是否真实并不是重要的，重要的是这个故事里蕴涵了很深的共情。在心理咨询过程中我们并不需要指导来访者，而是应该跟着来访者的脚步，带着关爱和欣赏、陪伴着他探索心灵内容，有时候需要你像孩子与他一起做游戏，而有时候又需要你像妈妈（或爸爸）一样去工作；甚至需要你做蘑菇时做蘑菇，需要你做一只鹦鹉时就做鹦鹉。因此，在沙盘心理技术过程中，沙盘师就要放下自己的面具，做一个好的、大的意识容器，扮演应该扮演的角色，与来访者共情、共鸣。这是沙盘心理技术操作过程中来访者转化、治愈的基础。

1.沙盘心理技术操作中的移情和共情

（1）沙盘工作中的移情　在心理分析或者沙盘心理技术中，移情与反移情既可以表达沙盘师与来访者的"动态关系"来深入理解沙盘心理技术的过程及其目的，也可以作为一种方法与技术而获得治愈的效果。1907年，荣格与弗洛伊德第一次见面共交谈了13个多小时，在畅谈的过程中弗洛伊德突然向荣格提出了一个问题："你是如何看待移情的？"荣格充满自信地说："它是心理分析方法的核心与全部。"于是，弗洛伊德赞许说："嗯，那你是抓住了问题的本质。"

弗洛伊德认为，移情涉及的是神经症及其治疗的核心，反映了被压抑的童年愿望和体验。在弗洛伊德看来，对任何成功的精神分析来说，移情总是必要的手段或途径。荣格和弗洛伊德的移情观点不同，荣格认为移情的概念里包含着正常的人际关系。对此，瑞士籍的荣格心理分析家亚考毕（Mario Jacoby）作出了更有说服力的理论阐述，集中表现在了其经典著作——《相遇心理分析：移情作为人际关系》一书中。

（2）共情　共情（Empathy）所表达的是一种设身处地的同感，也即是一种能够感受到别人感受的能力。在一般的英汉词典中，多数把它翻译为移情作用，这样的翻译未能反映出Empathy的专业内涵。而某些专业的词典如《心理学词典》或《心理学百科全书》，同样是未能把它与移情相区别，这或多或少误解了移情与共情的专业内涵。

共情的英文本义是要表达一种在理解的基础上对别人情感与动机等心境 的 认 同（Identification with and understanding of another's situation, feelings, and motives），或者是一种能够体验到别人情感与心情的能力。因而，这种能够体验到别人情感与心情的能力与那种将自己内在的情感通过投射而转移到某一对象身上的移情，已经是非常不同了。

心理分析或者沙盘过程中的移情，主要是通过投射，将自己内在的情感或心情转移到移情的对象那里，然后对其产生积极（比如爱恋）或消极（比如憎恨）的感情。这更多的是接近于"有心之感"，是移情者站在自己的位置上按照自己的想法或心情来做事情。

而当共情发生的时候，投射已经不再重要，或者说投射便不再是共情中的重要因素，也不是单纯地转移情感，而是共情者本心的呼应或共鸣。于是，这也就包含了一些接近"无心之感"（《易经》第34卦咸卦）的意境。共情者不是以自己的感受来代替对方的感受，而是能够真实地感受到对方的感受，与对方共同拥有或分享某种情感与感受，这便是心理分析或沙盘情境中的共情。

移情和共情的另外一个专业层面上的区别在于，移情多使用在来访者对于沙盘师的移情，尽管也有形容沙盘师对于来访者的"反移情"概念；而共情则更多的是用来描述沙盘师的基本能力和功夫，尽管也不排除来访者的共情能力和效应。

（3）共情在沙盘心理技术工作中的应用 在实际沙盘心理技术工作中的共情，表现为一种设身处地、感同身受的能力，是要表达一种在深深理解的基础上对别人的情感与动机等心境的认同，或是一种能够体验到别人情感与心情的能力。要与来访者共情，首先是沙盘师自己要有感受。很多沙盘师在开始学习时，总会说"我没感觉"，或者是"不知道什么是感觉"，或者经常把意识层面的想法当成感觉或感受。我们在很小的时候感觉到饿、渴、疼等或是高兴、不高兴等，会哭、会笑、会说，能够真实、真诚地表达我们的情绪、情感和需要，实实在在地会表达我们的感觉或感受。但在我们成长过程中，逐渐学会依据大人们的要求或社会的期望，渐渐地把自己真实的情绪、需求压抑下去、埋藏起来，为了适应社会而逐渐发展了面具人格来应对外部世界，以保护自己不会因为提出要求被拒绝而受到伤害。凡此种种表现，其实都是疏离了"灵性自我"，让我们的身体变得麻木、僵硬，不会去感受，不想去感受，也不敢去感受。长此以往，不敢表达自己的需求、感受已经形成了一种经验和习惯。如果不能意识到这一点，那么就很可能在以沙盘师的角色和来访者工作的时候把自己没有解决的问题和没有处理的情绪通过披着沙盘师或者"专家、大师"的外衣来对来访者的沙盘进行分析、解释、评估、判断等。

沙盘心理技术工作中的共情，是沙盘师对来访者的一种深度理解、一种认同、一种接纳、一种感同身受！当来访者知道有人对其经历过这些事件能够充分理解与接纳时，他的内心就会滋生出一股力量，勇于面对自己的问题，并重新寻找解决的方法。而在沙盘心理技术工作中，如果一个沙盘师把自己的内心包裹起来，带着"专家"的面具和来访者工作，那就不能跟随来访者的脚步，就缺失了共情与感应。当工作中失去了沙盘师的支持与陪伴作用，也就使沙盘工作仅仅成为一种完成流程的形式，仅为工作而工作。这就如同一个演员没有调集自己的经验去体会角色的情感，使扮演只停留在表面，为演而演。因此，要想成为合格的沙盘师，重要的是先处理自己可能和情结有关的情绪和需要。为此，在培训中我们就要加强感受力训练，恢复灵性自我，训练自己具有强大的感应能力。

2.身体感受性训练的实施

恢复"灵性的自我"是成长中的沙盘师的必备功课。身体与心理的交互作用理论告诉我们，每一个人的心理与身体是互相反映、互相影响的，如果身心分开就会产生不和谐、不统一，我们所谓的适应不良、功能失调等就是身心分离、心理问题呈现的身体反应。行为或身体的感觉是我们心理内在需求的信号，因此，觉察自己的身体感觉并关注自己的身体信号，就是关注我们的心灵。

行为就像是个人特质的镜子，是一个人内在心灵的显露，当人体感官感应到外来环境的刺激并做出对应的动作时，人的思想反应也同时跟着快速而敏锐地运转。因此，当身体的动作模式发生改变时，人们也开始用不同的方式觉察和看待自己。

为此，我们可以借用身体动作训练，剥开身体坚硬的"外壳"，敞开自己，逐渐觉察自己身体的感受，恢复灵性的自我。当能够体会到自己的这些身体感受时，我们也就开始通向我们自己的内在心灵，因为任何身体的感受都与我们自己的个人情结有关。首先，通过身体感受来发现自己的无意识情结，挖掘自己曾经有过的创伤经历或未完成事件，再把这些无意识的心灵内容意识化，不断地整合，实现个人成长，最终成为自己。其次，我们要通过练习，真正放下自我面具，打开自己，跟着来访者一起"游戏"，陪伴他"玩"下去，给他提供最安全、自由的保护空间，继而产生共情、共鸣。

为此，在高级一班的培训课程中，我们通过递进式的感受性训练，逐步使学习者掌握和提高个人感受力。

（1）感受性训练目标

① 注意自己的身体感觉，并觉察这种身体感觉背后的情绪，以及引起这种情绪的故事。

② 放下面具，真正开拓和解放学习者的灵性自我，恢复其灵性本能，提高

学习者欣赏和关注来访者的能力。

③ 逐步体会在沙盘心理技术工作中的共情与共鸣。

（2）感受性训练操作　让学员围成大圈，进行至少如下三项练习。

① 韵律舞动练习。我们通过10～15分钟左右韵律舞动，让每一个人放下拘谨。

培训师根据自己擅长的舞动方式，如街舞、健美操、广场舞、迪斯科舞或国标等，伴随相关的音乐进行带领。培训师要亲自带领学员们舞动起来，直到全部学员放松、不再拘谨。

② 木偶练习。在沙盘心理技术操作过程中，沙盘师对于自己身体的觉察和控制也是工作的一部分，一个眼神、一个身体动作等，对来访者来说都有相当深远的意义。学会觉察、控制自己的身体是可能的，也是必要的。通过这个练习，既学会控制自己的身体，同时在控制练习中觉察自己已控制、未控制所带来每一部分身体的感觉，以便发现自己的"情结"，处理自己的"情结"。

场地准备：宽敞、明亮、通风良好的房间，防滑、干净的地面，或干净地板、地毯，配有音响播放设备。

a.参考指导语（培训师边讲解、边示范，"～"处尾音拉长）。

随着音乐响起，请大家围成圈，调整自己的呼吸，两脚分开、平行站立，全身放松，两手自然下垂，把自己想象成一个木偶，在站立或动作时，我们要特别关注自己身体的体验与感觉——什么部位、什么性质、什么程度的感觉。想象和感受一下，现在你就是一只木偶，你的四肢及头部只有被牵拉才能活动，你就是一只可以随时被拉动的木偶。

现在，你的头被你的师傅拉起来了～，你的一只胳膊也被拉起来了～，另一只胳膊也被拉起来了～。体会这种身体被牵动的感觉，你的两只胳膊都被提拉得很高很高。这时，一只胳膊被拉了拉～，一只腿也被拉了起来～。保持一会儿～。突然，一个胳膊的线掉了，这个胳膊一段段往下还原到自然位置～，另一只手的线也断了，这个胳膊也一段段往下还原到自然位置～。这时，牵动头的线以及牵动背、腰、腿的线也断了，从头、颈、肩背、臀部、大腿、小腿全部松掉了，最后散落倒在地上，全身非常松弛地散落在地上；同时体会瘫软后的感觉。

（休息一会儿，再一次唤起学员）现在，我们再做一次木偶的练习。你是木偶，你的四肢被别人支配，你的四肢跟随音乐节奏被牵拉舞动着，如果你自己加了力，你的师傅就很吃力。你是木偶，你的四肢仍然被拉动，仍然在舞动。突然，你所有的线都断了，成一个散架的木偶。

（在以上的练习中，如果学习者仍不能放松，或不能很好地感受，可以重

复练习几遍，直到全部放松）

　　b.分享感受。练习后，请大家分享刚才练习的感受（如果现场人多，可以请几个人谈一谈）。

　　③ 放大自己练习。沙盘师有充足的自信心是沙盘心理技术工作得以成功的重要人格基础，自信的沙盘师会对来访者产生正向的影响力，并敢于陪同来访者探索心灵之海。我们通过"放大自己"的练习，让每一位学员来调动自己内在的正能量，感受这种正能量的存在，并以此内化，增加自信。

　　a.指导语（参考，"～"处尾音拉长）。

　　现在请大家围成一圈，闭上眼睛，在听到"睁开双眼"时再睁眼；在闭眼的同时，也请大家调整自己的呼吸，按你自己的呼吸节奏深呼吸，深吸气的时候鼓起肚子、深呼气的时候收回肚子，每次深呼吸的时候都想象着肚子鼓起、收回，并同时感受气流进出鼻腔的感觉，让呼吸均匀（培训师在此停留一会儿，或指导"呼"……"吸"反复进行）

　　请根据我的指导语，来调整自己的身体动作，并尽可能地调动你自己。在自己动作的同时感受每一个动作时的身体感觉，并捕捉伴随着身体感觉时的情绪体验和瞬间意象。

　　现在请两脚分开站立，调动自己的每一块骨骼与肌肉，自己控制从脚指头开始用力，慢慢往上至小腿、大腿、臀部、腹腰、胸背、颈部直至头面等身体的各个部分，手指到手掌即整个全身都紧张起来，脸部也紧起来。你心中有无限的力量正在膨胀，向外～向外～，力量在全身流动。你自己是一个很了不起的人～，或者自己是一头无比雄壮的狮子～，或者是一只力大无比的猩猩～，或者是一只矫健的雄鹰，你可以像它们一样有力地去行动，或像它们一样发出声音。当你觉得自己足够强大时，去感受这种身体"膨胀"后的感觉，并保持住，停留在这种感觉中（停顿3分钟左右），并感受这种力量的来源～。

　　（3分钟左右后）现在，请调整呼吸和坐（站）姿，放松自己（30秒左右），请睁开双眼。

　　b.分享感受。如果学员少，就请每一个人谈一下自己刚才放大过程中身体的感觉及放大后的感受。

　　c.注意。这个练习是让每一个学员挖掘自己内在的力量，通过感受体会自己强大后的感觉，并增加自信。如果个别学员没有完全放开，培训师可以重复某一句指导语，尽可能让每一个学员参与其中。

　　④ 缩小自己练习。沙盘心理技术是无意识水平的工作，来访者通过无意识不断呈现，并不断整合，达到不断自愈的过程。对待无意识，我们通过感受意象来接触它、体会它，同时我们对待它们的态度是容纳与接受。因此，这就要

求沙盘师在沙盘工作中放低自己、放小自己，怀着尊重的态度向来访者请教，听来访者讲他自己的故事。尊重来访者的无意识表达，即无论什么样的沙画我们都能欣赏、能接纳。学会放低自己、欣赏他人也是一种能力，更是沙盘师应该具备的包容、接纳能力。

a.指导语（参考，语速缓慢，"～"处尾音拉长）。

我们刚才已经体会把自己放大，现在我们来练习把自己缩小。请闭上眼睛、调整呼吸，让自己放松下来～。一会儿我们在练习中，你还将继续去体会身体的种种感受。现在，请你从头到脚一步一步地慢慢放松，你的身体很柔软，颈部～、肩部～、背部～、腰部～、臀部～、大腿～、膝部～、小腿～、踝部～、足部～都很放松～，如此地放松～。放松的同时身体正在软下来，变小，它正在从头部开始缩小～，缩小～，缩小～，缩得不能再缩，身体小得可以装进一只小箱子里～。我们继续缩小自己，最后似乎像一只小蚂蚁，地板上的缝隙都能钻进去～。好像还可以缩小，小得像尘埃～。也请你体会此时这种身体缩小后的感觉，比如松软、无力、冷、饿、黑等，也请你用缩小的视觉、听觉等来感受周围的世界～，使自己保持在这种缩小的状态里，继续体会缩小后的感觉，并停留在这种感觉中。

b.分享感受。如果学员少，就请每一个人谈一下刚才缩小自己过程中的身体感觉及缩小后的感受。

⑤ 模仿动物练习。在沙盘心理技术工作过程中，角色转换、镜像技术、大声夸张的独白及空椅子等心理技术也会被一些沙盘师所应用。而在这些技术的应用时需要一个沙盘师放下自己的面具，真情地演示或扮演某一角色，以帮助来访者澄清或解决某一问题。而一个沙盘师如果不自信、放不开，就不能成功完成某一项技术，沙盘工作预期效果也就很难保证。因此，我们要通过一项训练以帮助学习者解放天性、克服腼腆和羞怯、恢复本能。模仿动物练习是影视表演专业的基础课程——解放天性的重要课程内容，对培养演员创作自由、勇敢、坚决和天真有很大的帮助。我们借用这种练习培养沙盘学习者细致的观察力、逼真的模仿力、丰富的想象力、形体的表现力、心理的神似力和学习者幽默能力，从而提高沙盘心理技术学习者自信心与各种心理技术的应用能力。

a.指导语（参考，"～"处尾音拉长；培训师也要在录像后进行示范）。

请大家看一小段动物们的视频（播放视频5分钟），按照你喜欢的动物来模仿它的神态、它的动作、它的声音等。在练习中你可以通过自己的身体动作、声音，来体会你模仿的那个动物的心灵，并体悟自己身体与所扮演的那个动物心灵的联系。现在开始～（10～15分钟时间）。

b. 分享感受。

如果学员少，就请每一个人谈一下刚才模仿动物过程中的身体感觉及感受。

（二）组建团队

在高级一班培训中，组建团队仍然是重要的一个步骤。这个班次的学员因在初级班、中级班都有过相互间的接触，相互熟悉起来比较容易。我们通过上述的几个练习已经相互熟悉，这时可以让某一个学员出来带领团体学员练习分组，并让每一个小组成员在尽可能短的时间内相互熟悉、凝聚合力，为顺利完成体验式团体沙盘心理技术高级一班培训目标奠定一个良好的心理、人际、工作基础。

在这个级别，每个小组最多人数为 4 ~ 5 人。

（三）沙盘情景中的"情结"处理

在初级班，我们通过一些操作练习，初步触摸了自己的个人无意识或"情结"。在中级班时，我们通过设置庄家与非庄家的操作练习，更进一步触摸"情结"，并也尝试着处理个人情结。在高级一班，我们更要进一步理解情结及处理个人情结。沙盘师个人"情结"处理得越多，则越能提高感受力，越能与来访者共鸣、共情。这不仅是来访者心理问题得以解决和其个人成长的需要，更是一个沙盘师成长中必然要经历的过程。

1.在沙盘工作中发现"情结"

无论是沙盘师自己的个人沙盘，还是来访者的沙盘，如果在沙盘的某一处、或某一个沙具、或来访者的某一些动作触发了沙盘师的感受，对于成长中的沙盘师来说这是一个非常好的认识自己和自我成长的机会。一般地说，当沙盘师觉察出自己的这种情绪，以这种情绪为突破口去寻找或回忆这个情绪背后的故事，这就是在开始触摸自己的"情结"了。触摸"情结"就是触摸个人无意识，就是更进一步了解了自己、扩大了自己的意识领域。

有一些成长中的沙盘师学会了在沙盘情境中觉察和调动自己的身体感觉后，常常认为这些"感觉"是自己具有的、能够用来感受来访者的"感受"的能力，在和来访者没有建立起足够安全的关系时就会对来访者说："你的这个沙盘的这个部分（或某个沙具、某些沙具）让我感觉胸口很堵……你来感觉一下"，"这个沙盘让我的胃部感觉到很难受，你来感觉一下……"。对沙盘师的这种表达，有很多来访者的反应是："我摆放的沙盘让沙盘师都堵着呢，都难受呢，我的问题是不是很严重？"、"沙盘师真是太伟大了！太神奇了！"。有的来访者甚至去刻意寻找这种和沙盘师一样的"堵"、"难受"的身体感觉。如果沙盘师和来访者的关系没有达到很深的信任程度时，沙盘师分享这样的"感觉"可能会误导来访者。第一，可能会让没有这种"感觉"的来访者感到十分挫败（我自己竟然没有这种感觉），随即而来的低能感会让来访者从无意识表达的畅快中一下子跌入谷底；第二，由于被"看出有心理问题"，来访者可能会更加调动起自己的防御机制；第三，这样的"沙盘师"可能是把沙盘心理技术当成了一个评估诊断工具而非治愈工具，以为自己通过沙盘了解到了来访者的心理问题，看懂或分析清楚来访者的心灵，以为自己这样的"感觉"就是与来访者的共情、共鸣。

在沙盘工作中，当我们沙盘师对来访者的沙盘有了这样或那样的身体感觉时，我们要清楚地知道这种身体感觉首先是我们自己的，很可能是与在来访者的沙盘工作过程中我们个人的某个情结被"唤醒"有关。为此，我们要感谢来访者让我们发现了我们自己可能的"情结"，用心地去感受，即当我们沙盘师对来访者的沙盘有了这样或那样的身体感觉时，同时注意一下自己的情绪，然后在保持身体的感觉和情绪的基础上把注意力放在脑海或眼前出现的画面意象、回忆和想法上等，必要的时候（比如和来访者的关系已建立得很好，或者来访者主动真诚邀请沙盘师谈谈对他沙盘的看法时）真诚地用"我—信息"分享自己的这种感受。

提高感受力，掌握对待情结的方法是高级一班的重要内容，即训练学习者体会沙盘中的感受与个人"情结"的联系，并进一步学会处理这些个人"情结"，学会向内看、向内寻。

在此阶段我们要在训练中，让每一位学员学会捕捉伴随着各种身体感觉时的瞬间情绪、意象，并进一步把这些感受（情绪体验、身体的感觉、在身体的感觉和情绪体验基础上脑海里出现的意象）与沙盘、沙具建立起联系。这是沙盘情境中发现个人"情结"与处理"情结"的重要途径。

2.沙盘情境中感受"情结"的训练

初级、中级的培训及课后练习，更多的还是唤醒沙盘师感受性的阶段。在高级培训中，我们着重提高感受性训练，使学习者去发现自己的"情结"，更进一步地促进人格成长。在沙盘工作中的每时每刻都是我们接触和了解自己"情结"的开始，我们通过一系列训练，让学习者更深入地理解沙盘工作中的"情结"涌现及"情结"处理的意义和方法。

（1）规定情景式的感受训练　在此训练阶段，我们仍结合肢体语言的表达来进行感受性训练。以生活中常遇到的情景作为训练题目来进行，并重新体验在这些情景下的身体感觉，以及这些感觉与沙具的联系，进一步理解沙具与"情结"产生关联的意义。

① 指导语（参考）。

请小组的每一个成员在下面的情景中任选其一，在小组内做无声表演。在表演前请体会那个情景中情绪的体验、身体的感觉，再通过身体姿态把那个场景（画面）表现出来。

情景：炎热夏天（或寒冷冬天）等汽车；

炎热夏天在荒山口渴时找水喝；

不知道的情况下吃了腐烂的食物后又发现；

不能自制的头痛又发作了；

电脑前久坐看了一部自己喜欢（讨厌）的电影后；

当听到一件十分令自己讨厌的事情。

（或自选情景）

每一个成员表演后，其他小组成员根据该成员的表演以5分制对他的情绪、他的身体感觉作出评分。表演者以此评分来反省自己表演中情绪与身体感觉的调动能力，从而进一步去觉察自己的情绪与身体。时间允许可以重复表演一次，再去感受。小组成员全部表演后，每一个人去拿一件与自己刚才情景表演中的感觉相同的或相近的沙具回到小组，然后与小组成员分享这个沙具以及与刚才展现的情景相联的感受及故事，并分享在刚才的表演中是如何体会的。

② 组内分享。练习结束后，小组成员分享：a.看到这个情景时的想法和身体的感觉；b.表演时的情绪体验；c.如何理解沙具与情景的联系（如一个沙具能引出一系列情景或回忆）；d.如何感受他人的或是成员的表演带给自己的感受；e.此训练环节的体会。

（2）沙具与"情结"联系的强化训练　在上一环节中，我们是以一个情景的感受去寻找沙具，建立起个人感觉、"情结"与沙具的联系。在此项训练中，我们通过一个沙具的呈现来体会、感觉"情结"，并展现与这个感觉有关的情景。通过这个训练，进一步强化学习者对于沙具与个人"情结"的联系。这样，学习者才可能体会到在沙盘工作中，沙盘师感受到的情绪、身体感觉首先是自己的，要自己多去真诚感受，必要时才分享。所以，这样的训练有利于强化树立沙盘工作中"不分析、不解释、不评价、不判断、多感受、多陪伴"的工作态度，能够理解沙盘工作是"与来访者一起成长"的理念。

① 指导语（参考）。请每个人去拿自己喜欢的1～2个沙具，全部回到座位上后，小组成员依次将沙具放到沙盘中，在放的过程中可以在沙面上做任

何动作。当一个小组成员在摆放时，其他成员要体会和感受这些沙具或动作给你带来的感觉，并捕捉这种感受时瞬间记忆、画面或想象。全部摆放结束后，先不做语言交流，每个小组成员依次在小组内把自己刚才体会到的感受（无论是谁的沙具或动作引起的感受，如情绪的体验，身体的感觉，脑海里出现的意象、画面、想法、回忆等）通过肢体动作表演出来；然后再在沙盘中用数量不限的沙具（个人选择拿或不拿）在沙盘中再补充表达，并分享。整个过程是非言语的。

② 组内分享。小组全部练习结束后，要进行依次分享：a.每个人对自己沙具的解释；b.自己如何用动作表演刚才看到摆放过程中的感受；c.自己看到别人表演自己的沙具或沙画时的感受；d.小组其他成员对沙具主人的解释感觉如何；e.根据表演后的感受再次在沙盘中呈现的感觉和想法如何；f.整体画面的感受；g.对此训练环节的体会。

四、高级一班操作体验

在高级一班的沙盘体验中，我们仍是以结构式团体小组的操作练习为主，每个小组人数控制在4～5人以下，轮流坐庄家，通过扮演沙盘师与来访者（角色不断转换），在小组内进行交流，建立起在小组内的安全感，并初步感受体会、积极想象、等心理分析技术在沙盘工作中的应用，进一步在沙盘情境中发现、处理自己的"情结"，特别是影响沙盘师主人格稳定的有关钱和性的"情结"；体验在沙盘情境中的移情、共情、原型及原型意象；学习与掌握沙盘心理技术研究中的选题、策划与组织的方法等。

培训期间每天的宣誓仪式是不能省略的。宣誓的参考指导语如下："请大家起立，每个组围成一个圆圈，手拉着手跟着我宣誓。注意要用你握手的力量和语调的坚定让你的伙伴坚信你是认真的、守信用的！当我说到'宣誓人'时，大家都说自己的名字。好，现在大家跟着我宣誓：我宣誓，我只带走自己的感觉，留下别人的故事！宣誓人×××。"这个宣誓可以在每次沙盘活动开始前进行，也可以在沙盘结束之后再宣誓。

每一次的沙盘课程操作练习时的基本流程：

确定小组成员做来访者（庄家）的顺序；

由庄家主导的沙盘工作开始；

由庄家主导的狭义的沙盘工作结束；

沙盘师扮演者带领全组人员分享沙盘内容；

分享工作时的状态；

此次操作练习结束。

（一）操作体验1：沙盘师成长的高级"人格"理论及沙盘情境中的成长体验

情结，也被称为次人格。荣格认为："个人无意识的内容，主要是由具有情绪色彩的情结构成。它们构成了心理生活的个体的、自私的方面。"情结干扰意志意向，扰乱意识过程，它们起骚扰记忆和阻碍一连串联想的作用，并影响主人格稳定。

作为成长中的沙盘师，保证沙盘师主人格的稳定是沙盘工作成功的关键，而影响沙盘师主人格稳定的就是次人格，也就是情结，特别是钱的情结和性的情结。因此，"发现"自己的情结和"处理"自己的情结，是沙盘师成长的必要的也是非常重要的功课。"体验式团体沙盘心理技术师成长'人格'理论"，用公式表达刘建新＝刘老师（刘爸爸/刘咨询师）＋小刘二，是我们在初级、中级班时的重点理论课程之一。通过课上与课下大量的操作体验，一方面处理"小刘二（刘建新的非性的亲密关系的需要，对这种非性的亲密关系需要的觉察、认识、接受、满足和实现，满足和实现后的正性、肯定、积极的情绪体验，未能满足、未实现后的负性、否定、消极的情绪体验，以及处理这种负性、否定、消极情绪的模式）"的情结；另一方面不断扩大刘建新的意识容器（即在'刘建新＝刘老师/刘爸爸/刘咨询师＋小刘二'这个公式里的刘老师/刘爸爸/刘咨询师部分，具体地说就是在特定情境中，当人类的24种积极心理品质在刘建新身上呈现时，此时的刘建新就是刘老师/刘爸爸/刘咨询师），让刘建新在教学研究情境中、或在孩子面前、或在心理治疗关系中，呈现出人类的24种积极心理品质，并让这些主人格在上述这些情境表现中很稳定，那么在教学情境中刘建新就是人格稳定的刘老师，在孩子面前就是真正能体现尊重、理解、信任、包容、支持、关爱的刘爸爸，在心理治疗关系中就是合格的刘咨询师等。刘老师/刘爸爸/刘咨询师（主人格）与小刘二的关系越和谐，刘建新就越成熟、和谐、稳定、积极。

在高级一班，我们还要继续处理自己的非性亲密关系情结，主要是处理"非性的亲密关系"中最能够影响主人格稳定的钱的情结。

1. 发现与处理个人钱"情结"的操作体验流程1

（1）培训师分享与钱有关的正能量故事　培训首先与全体学员分享一个自己与钱有关的真实故事，比如第一次真切感受到钱的用处很大或者钱是很重要的。

（2）每位学员回想自己与钱有关的正能量故事　请大家在培训师故事后静默2分钟，每个人都在小组内回想自己与钱有关的真实故事，比如第一次真切感受到钱的用处很大或者钱是很重要的，整个过程都是非言语的。

（3）在沙盘中呈现与钱有关的故事　用数量不等的沙具把这个关于钱的故事在沙盘中呈现出来。

（4）组内分享　小组全部学员呈现完毕后开始组内交流分享。

（5）组间交流　组内交流分享后进行组间分享：由一个学员（第一位庄家）把小组所有成员的故事以第一人称单数向其他小组成员解说。给其他小组成员全部解说后，还是以第一人称单数再给自己小组成员解说一次。

（6）轮流讲解　如果时间允许，每个组选出第二位庄家给各个小组解说；然后是小组第三位、第四位、第五位庄家给各个小组解说；依此类推。

2.发现与处理个人钱"情结"的操作体验流程2

（1）培训师分享自己"贪钱"经历　与全体学员分享一个自己与钱有关的真实故事，通过这个故事告诉大家：a.第一次真切感受到自己遇到了骗子、自己被骗子骗了钱财；b.自己获得的经验教训；c.深层的自我分析。

（2）请学员回想自己因钱受骗经历　学员每个人都在小组内回想自己与钱有关的真实故事，通过这个故事生动地回忆，形成如下的真实感受：a.第一次真切感受到自己遇到了骗子、自己被骗子骗了钱财，b.自己获得的经验教训，c.深层的自我分析；整个过程都是非言语的。

（3）把上述故事特别是感受在沙盘中呈现　每个组员用数量不等的沙具把这个关于钱的故事及其感受在沙盘中呈现出来，这个过程还是非言语的。

（4）组内交流　小组全部学员在沙盘呈现完毕后开始组内交流分享。

（5）组间交流　组内交流分享后进行组间分享：由一个学员（第一位庄家）把小组所有成员的故事以第一人称单数的口吻向其他小组成员解说。给其他小组成员全部解说后，再给自己小组成员解说一次，还是以第一人称单数解说。

（6）轮流讲解　如果时间允许，每个组选出第二位庄家给各个小组解说；然后是小组第三位、第四位、第五位；依此类推。庄家给各个小组解说。

（二）操作体验2：团体沙盘中安全模式建立与维系的讨论与操作

请大家回顾从初级班开始的团体操作训练，团队安全感是如何建立起来的。给15分钟左右的时间，让每一个小组成员在小组内分享，最后每个小组派一名代表做总结性分享。并要求在接下来的体验中继续体验安全感的建立及维系的作用及方法。

在接下来体验中，我们在小组内选一人作为沙盘师，一人作为来访者，其他人为观察者，通过沙盘一对一工作训练，进一步感受安全模式建立与维系的作用与方法；同时，进一步理解和掌握体验式团体沙盘的工作过程（如果大家愿意且条件许可，也可以每两个人一组相互练习）。在一轮结束训练后，① 来访者谈被工作时的感受；② 沙盘师谈自己工作时的感受；③ 观察者谈观察沙盘师与来访者工作时的感受。每一个小组成员都要分别轮流做一遍来访者与沙盘师。通过这种模式的训练，每一个成员体验到被保护时心中的喜悦难于言表，并会在今后的工作中延续这种工作模式；而当体验到被伤害时，那他一定会在自己的工作中避免用同样的方式去伤害来访者。

在大量的体验式团体沙盘心理技术操作的基础上，通过这种沙盘师和来访者角色之间的扮演和轮流训练，不仅加深了学员在团体沙盘情境中与沙盘其他要素如沙具、沙子等的密切联系，更促进了小组内的安全模式的逐渐建立并维系，让每一个学员会逐渐体会到小组的安全！这种安全既是每个小组成员自己给大家的，也是大家给自己的。这为接下来的体验提供了非常坚固的安全基础。

1.针对成人来访者一对一工作的操作

在小组内选择"沙盘师"、"来访者"与"观察者"，依次轮流体验。

（1）准备　请沙盘师把沙面抚平，沙盘整洁、干净，等待来访者的到来。

（2）介绍沙盘　沙盘师向来访者简单介绍沙盘，可以从沙子开始，也可以从沙具和沙盘开始，并邀请来访者开始做沙盘。

（3）邀请来访者坐下　请来访者选择位置坐下，然后征询来访者："你希望我坐在哪里？"如果来访者明确地希望沙盘师在某个位置坐下，则就按来访者希望的位置坐下；否则沙盘师最好选择与来访者成90°角的位置坐下，或者选择自己最舒适的位置坐下。

（4）告知工作时长　告知来访者这次沙盘工作总时长，宣布沙盘心理技术工作开始。

（5）开展沙盘工作　全程关注、陪伴，用心默记（尽可能避免用纸记录）在整个沙盘过程中所发现的一切，如，观察来访者拿沙具时的状态，摆放沙具时的状态，沙具摆放的位置以及上述过程中你的感受等。

（6）进行狭义的沙盘工作　当来访者结束摆放后，就可以开始狭义的沙盘工作了，一般可以用这样的引导语：感觉如何？想说点什么吗？在刚开始的几次沙盘时，有些来访者可能会回答说"没有什么感觉"、"不想说什么"；甚至只是以摇头来回应沙盘师的问话（有些被父母强迫送来做沙盘的孩子常常就是这样的）。遇到这样的来访者，沙盘师一般不要再继续追问来访者，要理解、尊重他们不想和我们交流的态度。有些沙盘师可能在来访者给予了上述回应（不想交流的回应）时还会继续追问下去，这可能会引起来访者的更多防御。

> 一般来说，来访者在这样的情况下都不太会表达很多，因此沙盘师要珍惜这个难得的机会，带着关爱认真、用心倾听来访者；当来访者对某一沙具、某一场景有特别的感觉并愿意叙述时，沙盘师要继续给予积极的关爱、陪伴、守护，耐心倾听和等待，默默地欣赏，用心地感受，必要时（比如在与来访者建立了良好的关系基础上，来访者邀请沙盘师就其沙盘进行"指导"或发表看法时）真诚地分享自己的感受。如果沙盘师和来访者已经建立了良好的关系，来访者在这个过程感觉没有什么要说的时候，沙盘师如果觉得有必要可以带着来访者就沙盘的一个部分一个部分地来感受，或一个沙具一个沙具来感受。

（7）拍照　狭义的沙盘游戏工作结束，在征询来访者同意的情况下，请来访者为自己的沙画拍照，沙盘师也根据自己的需要为沙画拍照。

（8）拆除沙具　询问来访者是否愿意拆沙盘，如果对方愿意拆，就请他帮助把沙盘拆掉并把沙具放回沙具架；如果他不愿意拆则可以离开，本次的沙盘心理技术工作就结束了。

（9）记录与整理　来访者走后，沙盘师记录沙盘工作过程，如来访者的自然情况、摆放过程中的沙具、语言、肢体情况、分享和感受的过程等。

2.针对儿童沙盘工作的操作

儿童沙盘一般时间设置为40～50分钟。大多数的儿童一进入沙盘室，沙盘师不需用太多的语言甚至不用说任何话他们就会玩起来，孩子们是会玩的，玩游戏是他们的天性。如果有的孩子拘谨、胆怯，或者问一些规则，那么就告诉他们可以随意地玩，想拿什么玩具就拿什么，尽情地在沙盘里摆放着玩乐就可以了。儿童在玩沙盘时常常会自言自语，而且摆设的沙盘也常常不会有成人习惯的所谓章法，他们也可能摆沙具，也可能只玩沙子、沙具，可能在沙盘里摆，也可能摆到沙盘外面等。沙盘心理技术是一种表达性艺术，面对这样的儿童来访者，沙盘师只要陪伴着他、耐心倾听，等待他、欣赏他就可以了，切记不要去干扰他。只要他在表达"玩"，"玩"的过程中就有治愈发生，就是在治愈。

在进行儿童狭义沙盘工作时，切记不要用成人的语言与他们进行交流。如果想与之分享，可以用"能告诉我你摆的是什么吗？"、"想不想告诉我你摆了什么?"、"这是什么呀?"、"那是什么呀?"来提问。孩子如果在讲解过程中词语使用得很零散,也没关系,沙盘师听着就好,适时地给予"嗯"、"噢"的回答,或是讲到精彩(仅从语言角度考虑,不针对沙具或画面),可以给一个赞美。当孩子不愿意或没什么可表达的时候,沙盘师陪着(看着)他玩就好。儿童沙盘常常也是动态的,没有什么最终的画面,对此,我们仍是带着关爱陪伴。记住:他只要在"玩",这个过程就是在治愈!

3.沙盘工作中的注意事项

（1）尊重、理解他 当来访者来去感受他的沙盘时,要给来访者充分的时间去观看和感受,不急于催促他谈感受。

对于关系建立之中的来访者,当他说"没有什么感受","没什么可说的"时,一定要多尊重、理解他,不要再追问。

（2）欣赏、等待他 遇到这样的来访者,需要更耐心地倾听、陪伴、欣赏、等待他,也许要经过三五次甚至十几次他才可能愿意跟你分享。患自闭症或有语言障碍等的来访者很可能是不会分享的,所以沙盘师不要逼着他们分享。

（3）包容、支持他 如果来访者不想再多说,选择提前离开,沙盘师要尊重,可以不必恪守时间设置。如果来访者扬沙子,吃咬沙子或沙具,我们只需要看护住他不出危险就可以了,要陪伴、包容、支持和欣赏他用自己的方式探究这个世界。

（三）操作体验3：在团体沙盘情境中深刻感受、体验并处理自己的"情结"

我们继续严格按照沙盘操作程序进行工作,并在每一次狭义工作中,要求每一个学习者(无论扮演什么角色),都要在沙盘工作中捕捉那些伴随着身体感受时的瞬间情绪体验和在身体感觉(什么部位?什么性质?什么程度?)和在此基础上脑海里出现在画面意象、回忆、想法等,并与小组成员分享。

通过上述训练可以提醒学员们认识到,当以沙盘师的身份对来访者的沙盘工作有感受时,这些感受首先是沙盘师自己的,如果我们能够意识到并通过分享、整合,就抓住了处理自己"情结"的难得机会。有很多学习成长中的沙盘师常会纠结于"我这种感受是不是来访者的?"或者"我是不是感受到了来访者的感受?"这类问题。如果沙盘师想知道自己的这种感受是不是来访者的,或者说沙盘师如果想知道来访者的感受是什么,最好的方法是认真倾听来访者分享。此时此刻,沙盘师尊重、理解、信任来访者对其自己的沙盘的解释和想与你分享的内容是最重要的。

当一个来访者再三邀请沙盘师谈一谈对他沙盘的看法和评价时，沙盘师首先要进行反思，即"我在刚才的过程中是否做到了以游戏的心态积极、认真、用心参与？是否做到了带着关爱陪伴、守护、关照？是否做到了耐心'倾听'和等待？是否在默默地欣赏？是否做到了用心感受？是否真的相信沙盘心理技术的治愈功能？是否真的相信团体的凝聚、促进、治愈、转化的动力？是否真的相信每个人的内心的良知、天理即人类的24种积极心理品质并在'事上练'？"。其次，沙盘师要以虔诚、虚心的学习态度来鼓励来访者继续谈他对自己沙盘的看法和感受，沙盘师从来访者的述说中获得学习和成长。再次，如果沙盘师认为条件许可，那么可以谈谈自己的感受（刚才沙盘过程中自己的情绪体验、身体的感觉以及与这种情绪感受、身体感觉相联系的自己的故事），特别是"真诚分享自己的故事"非常重要。如来访者说，"你帮着分析分析我，我不怕分析"时，沙盘师可以这样回答："我理解的沙盘心理技术的功能是治愈的，更看重的是治愈功能，因此更注重的是来访者的个人感受。我只能通过你谈你对自己的沙盘的感受来陪伴你、守护你、欣赏你，我真的不具备通过你的沙盘来分析、评估、判断你内心的能力。如果一定要我谈，我也只能谈谈我看了你的沙盘后我自己的感受和由此联想起的我自己的故事。比如，看到这个小黄花，我特别喜欢，记得我第一次去南方看油菜花，那么大一片黄灿灿的，特别漂亮，当时心情特别好。后来出差再去看时，就没有了第一次的感受，因为第一次是跟我的初恋男友去的。"

在这一阶段的练习中，每一个小组成员在每一次沙盘后（无论谁做的沙盘），都要去发现自己的"舒服"与"不舒服"，特别是在自己的"不舒服"中寻找自己的"情结"，并分享与这个不舒服建立起联系的个人故事，来处理这个"情结"。如果仅仅是"感觉难受"，但并不知道这个难受的根源或"情结"的内容是什么的时候，也不用太着急，只要能感受着当时的感觉就好，觉察并尝试接纳当时的状态即可，也许在某一天这种持续的感觉会让你一下子就顿悟了，就会找到并解开自己的"情结"。

（四）操作体验4：在团体沙盘情境中感受色彩、美的原型及意象的操作体验

沙盘创作离不开色彩，沙盘画面蕴涵着美的元素。色彩与画面都是来访者心灵内容的呈现，我们学会感受这些细节，就更容易与来访者产生共情与共鸣。

1.美的原型及美的需要

在日常生活中，我们常常赞叹具有鬼斧神工般景色的大自然如此之美，随四季而变的和谐颜色、跌宕起伏的山川、蜿蜒曲折的河流等，构成了一幅幅美的画面，使我们目不暇接。美，置身于我们心灵之外，更置身于我们的心灵之中，是人类意识和无意识的一部分。人类置身于美的画面当中，感受美、享受美，同时也学会发现、创造美，这已经成为人类心中不可或缺的基本需要。马斯洛的需要层次理论（图3-1）把审美需要列为人的基本需要的较高层次。

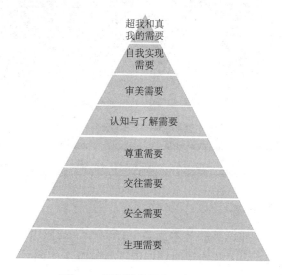

图3-1　马斯洛的需求层次理论图

我们对美的共识有时是很难用语言来描述的。这种美的共通性在哪里？美学研究者告诉我们，当你接触任何一件有价值存在的事物时，它必定具备合乎一定美的逻辑内容和形式。也就是说，人们对于美与丑的感觉是有一种基本共识的，这种审美共识是大自然赋予的，人类又从长期生产、生活实践中积累中加以总结。如高大的树、耸立的高楼、巍峨的山峦等，它们的结构轮廓都是高耸的垂直线，因而垂直线在视觉形式上给人以上升、高大、威严等感受；而水平线则使人联想到地平线、一望无际的草原、风平浪静的大海等，因而产生开阔、平静等感受。这些源于大自然及生活积累的共识，已成为人类共同的精神遗传。人类心中对美的感知、对美的欣赏、对美的发现和创造已经成为一种能力，无论你是不是美学家，都能发现自己独特的美，这个美既是人类美的一部分，也是自己心中美的一部分。

沙盘，作为一种表达性艺术治疗形式，是来访者一次又一次心灵美的发现和创造。来访者一次次把心灵碎片进行整合，不断满足自己的未曾得到满足的需要，或实现未完成的事件，内外冲突越来越少，内外越来越和谐，从而心灵合一，自我更加有秩序。因此，沙盘画面会随着来访者的心灵成长，越来越趋向整合后的秩序与和谐——具有了美感。图3-2中即为一名8岁学习障碍的男孩第1次和第17次的沙盘。这种具有美感的画面也许可以回答许多沙盘师的疑问：什么时候才可以结束沙盘工作。

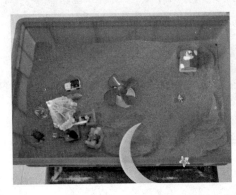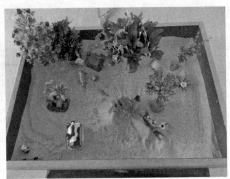

图3-2　8岁学习障碍男孩的第1次和第17次沙盘（见彩插）

2.沙盘画面的形式美

点、线、面、体都是美的基本元素，任何一个画面由色彩、肌理（质感）等体现出的点、线、面、体的规律性构成了一幅幅美的画面。形式美的表现有如下几种。

（1）沙盘画面的统一与变化（图3-3）统一中带变化，变化中求统一，使所呈现的画面更加生动。

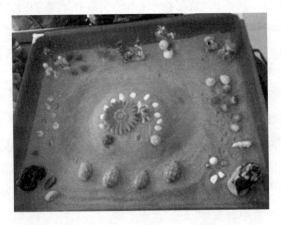

图3-3　统一与变化（见彩插）

当一个来访者的沙盘画面呈现出统一感时，他内在的无意识是通过一次次沙盘工作有了整合，知道自己想做什么，或在做什么。但这种统一感的画面中总有一点不和谐的因素，这既是来访者需要成长的地方，也可能正是来访的创造力的源泉或原型。如图3-3所示，这是一个33岁女士的第23次个人成长沙盘，以中间的花开始向外扩大的圆形成整个画面的统一感，黄色的沙面统一、四个贝壳从色彩到形状也是统一；左右的黑色、中间金橘色与右边的水果，既有色彩的统一美感，也构成了整个画面的变化，使这个画面有了动感。

（2）沙盘画面的对称与均衡（图3-4） 我们常常看到沙盘画面中有对称与均衡两种表现形式，两种形式都是为了在视觉上取得平衡，以达到和谐，产生美感。一般心理问题者沙盘画面呈现出的对称与均衡也是需要一个过程。图3-4中的沙盘画面，海与陆地形成了对称，虽然海上仅有两条船、一个小乌龟，但蓝色的水看起来既深又重，与陆地相对，有均衡感。图3-3中，贝壳、左右黑色、右侧水果与左侧的彩石等都构成了对称与均衡。

（3）沙盘画面的节奏与韵律（图3-5） 画面中或点、或线、或面会引导观者的视线沿画面进行秩序移动，从而使观者视觉产生一种运动的愉悦感。图3-3的中间围绕着金葵花、小石子及四个贝壳的重复等，产生了节奏与韵律。图3-5中，面画从中间的菩提树下的小和尚开始形成了韵律，使画面具有了美感；同时，左下角的小塔、中间的菩提树下与小和尚、右上角的山也形成了一条直线，并构成了画面的均衡感；另外，色彩也构成了统一，中间绿树是统一中的变化。

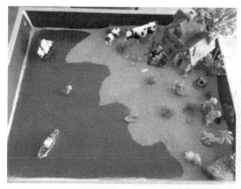
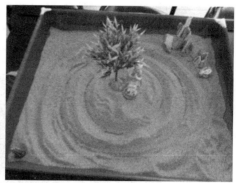

图3-4 对称与均衡（见彩插）　　　　图3-5 节奏与韵律（见彩插）

（4）沙盘画面的比例 美的比例是画面中一切视觉单位的大小，以及各单位间编排组合的重要因素。图3-4、图3-5不仅是左右画面形成均衡，沙具大小比例也形成了一定的美感。

3.沙盘画面的色彩美

人类从起源到发展都离不开色彩的影响，色彩通过视觉引起的知觉、情感、记忆、思想、意志、象征等的反应与变化，而这些反应及变化是极为复杂的。现代心理科学研究认为，不同的颜色是具有不同频率的光波，具有不同的能量。人眼看物体通常会用2～3秒，而看见红色的反应要用0.05秒，黄色要用0.1秒，蓝色则要用0.15秒，故颜色比物体更快地映入人们眼中，能对人体相应组织器官及心理状态产生独特的影响。因此，色彩先入为主于视觉影响引发一系列对心理与行为的影响，而由此引发的治愈意义也可见一斑。

（1）沙盘中色彩表达　任何一种色彩都能够表达一种情感，而多种色彩组合在一起又表达多种情感，而当这些色彩按一种的规律组合在一起时，其协调的美感就展现出来。因此，色彩在沙盘中所展现的原型及原型意象就是我们来访者内心深处心灵的写照。

在沙盘中，任何一件沙具都有色彩，来访者在选择时会考虑到沙具的色彩因素。特别是具备多种色彩的一种沙具，来访者在分享时会说："有好几个颜色，我看一下最喜欢这个色，就拿了这个。"在沙盘中，植物类沙具的色彩比较突出，给视觉带来的冲击力比较强烈。而在沙画形成之后的感受，其颜色因素起了重要的作用。

（2）色彩的对比与调和

① 沙盘画面中的色彩对比。色彩与色彩之间是存在一定的关系的，不同的关系给人的感觉就不同。强对比色彩关系表现强烈、醒目、活泼，使人感到激动、丰富、兴奋；中强对比的色彩关系，感觉丰满柔和、和谐统一、雅致、文静。较弱对比的色彩关系，感觉统一、和谐、雅致而又有变化，效果较丰富、活泼；弱对比关系，非常和谐又统一，画面效果易掌握（图3-6）。

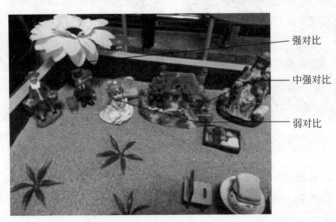

强对比

中强对比

弱对比

图3-6　色彩的对比（见彩插）

②沙盘画面中的色彩调和。通常在画面中会有一种色彩担当对比色彩的调和作用，来抑制过分对比，从而产生一种恰到好处的和谐，形成了美的享受。概括说来，色彩的对比是绝对的，调和是相对的，对比是目的，调和是手段（图3-7～图3-10）。

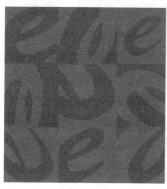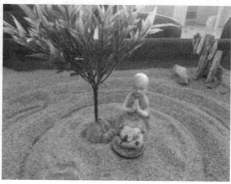

图3-7　同一调和（见彩插）

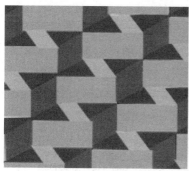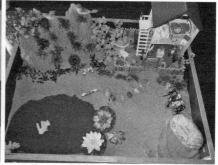

图3-8　近似色相调和（见彩插）

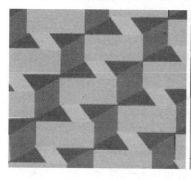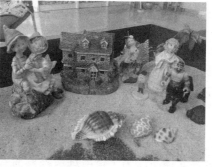

图3-9　近似明度调和（见彩插）

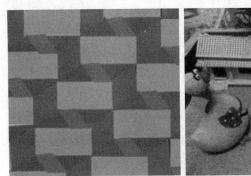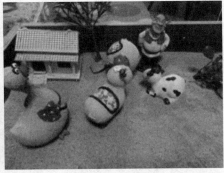

图3-10　近似纯度调和（见彩插）

图3-11中，来访者以鲜艳色调为主，红与绿为补色对比，整个画面给人以活泼、热情、和谐的美感。来访者自己摆完这个沙盘后，非常喜悦，认为这就是她小时候的家，也是她未来的家，她的感受是"相当美"。

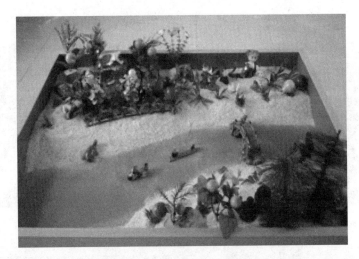

图3-11　色调的统一（见彩插）

来访者沙盘中的色彩展现也有一个发展进程，每一个沙具色彩及每一次沙盘色彩构图，既是一次心灵内容的展现，同时也是一次心理的治愈。当色彩画面出现美感时，也就标志着来访者的内心整合趋向和谐。

4.色彩的主题延伸与色彩治疗

色彩表达了情绪情感，同时一种情绪情感也可以影响我们每一个人。古印度色彩疗法理论认为，每一种色彩都拥有自己的特殊能量。色彩的能量通过细胞吸收后会影响全身，而且是从身体、情感和精神多个层面全面影响人的健康。

（1）色彩的视觉心理　人类的色彩视觉心理是通过不同波长色彩的光信息作用于人的视觉器官，通过视觉神经传入大脑后，经过思维，与以往的记忆及经验产生联想，从而形成一系列的色彩视觉心理反应。有冷暖、轻重、前后、大小、华丽质朴、活泼庄重、兴奋沉静等几方面的心理反应效果。

（2）色彩的心理联想　当我们看到某种色彩时，常会和生活中的某些事物或经验联系在一起。有时是具体的事物，有时是抽象的经验。色彩的联想带有情绪性的表现，受到观察者年龄、性别、性格、文化、教养、职业、民族、宗教、生活环境、时代背景、生活经历等各方面因素的影响。

① 色彩的联想具有具象、抽象心理作用。具象联想是人们看到某种色彩后，会联想到自然界、生活中某些相关的事物，如红色让人联想到五星红旗、鲜血、火焰等，橙色让人联想到橙子、木瓜等，就是具象联想。而由色彩联想到情感，如黄色让人联想到辉煌、尊贵等，就为抽象概念。

② 色彩的性格及主题延伸。爱娃·海勒认为："人类在长期的生产实践中，有了一些对色彩共同的感受。"如：红色代表热烈、喜庆、吉祥、兴奋、生命、革命、庄重、激情、庸俗、敬畏、残酷、危险等；粉色代表可爱、甜美、温柔和纯真、优雅、美梦、青春、稚嫩、柔弱、美好的回忆等。由于人们的心理体验不同，每一种色彩就都有其独特的性格，简称色性，从而使客观存在的色彩仿佛有了复杂的性格。我们在沙盘工作中听来访者赋予这个色彩的意义最重要。

在沙盘工作中，色彩不仅是来访者表达情绪情感的重要因素，更是来访者通过对自己表达的再感受，整合内在的自我，以激发自愈能力。色彩的治愈作用就在沙盘工作过程中。色彩、沙画的形式美所引发的原型及原型意象，可以激发来访者成长发展的内驱力，不断扩大意识领域，整合无意识，累积自我转化的内在能量。

（3）色彩治疗的研究　某些试验曾经证实了肉体对色彩反应，经过多次试验之后，古尔德斯坦得出结论说，凡是波长较长的色彩，都能引起扩张性的反应；凡是波长较短的色彩，都会引起收缩性的反应。滕守尧认为："在不同的色彩的刺激下，整个机体或是向外界扩张。或是向中心部位收缩。"

一些医学实践也证明，色彩确实可以治病。1982年，美国加利福尼亚州一项研究显示，暴露在蓝色灯光下可以大大减轻罹患风湿性关节炎女性的痛苦；闪烁的红色灯光可以让剧烈的偏头痛得到缓解。色彩疗法的实践还证明，黄色有助于治疗便秘，提高自信心；橙色对治疗抑郁症和哮喘有效果；紫色有助于减轻上瘾症和偏头痛；青色有助于治疗关节疾病和静脉曲张。色彩疗法还经常被用于治疗诵读困难症、阿尔茨海默症以及注意力缺陷等。

通过沙盘中色彩的视觉及触觉意象，并对这些意象进行认知层面和意象实际空间层面的联想，并通过情感关注来达到意象心理层面上的"再处理"。都为沙盘的治愈提供了最直接的意义。

5.沙盘中色彩及形式美的操作体验

请小组成员自己制定规则进行沙盘创作，然后请每一位学员在沙盘制作过程中，留意色彩、色彩的调和与对比，以及形成画面后寻找形式美的法则，并进行分享。并以此操作寻找自己内在美的感受与美的原型。

（五）操作体验5：沙盘心理技术课题研究方法讨论与实践训练

沙盘师在沙盘心理技术应用中的研究能力是促进沙盘心理技术在各个领域里深入、广泛、持久应用的必备能力。在此环节，我们以学习中的沙盘团体小组为单位，结合每个学员自己工作单位的实际工作和自己的沙盘心理技术擅长应用领域，进行讨论，以确定自己的沙盘心理技术的研究课题、研究方法、研究思路、研究步骤等。初步训练每一个学员应用沙盘心理技术的研究意识及研究能力，以便在自己的实际工作中，以课题为导向进行有方向、有目的的沙盘心理技术应用工作，这是把体验式团体沙盘心理技术在多个领域里深入、广泛、持久应用的重要保证。

（六）操作体验6：感受力综合体验训练

在这一次的体验中，我们要求每个小组自己商量一个主题，并在商定后进行创作，通过分享、构建，形成小组最终的沙盘画面。

要求小组每一个成员参与表演，通过表演的方式向其他成员展示自己小组的主题和主题的内容。主题沙盘画面制作是一个通过意识化的过程使小组无意识化更加融合的过程，而且后一部分通过表演的方式是把每一个小组成员的无意识感受通过身体的动作具体化呈现出来的过程，表演中的肢体动作可以进一步强化意识和无意识的沟通和整合。

表演后，结合沙盘画面，每个小组选出一名解说员即"庄家"向其他组学员讲述自己小组沙盘画面的主题、美感等，为自己小组争取得分。

最后的评分项目：最佳主题、最佳画面、最佳团队、最佳表演、最佳解说。

每个项目的最低得分1分，最高得分为5分，各个小组都给其他小组（包括自己小组）的每一个项目都打分后，由工作人员进行综合统计。根据小组数量，培训师可以在每一奖项都评出几个得奖组，尽量使得每个组的得奖机会均等，然后找一些有代表性的学员担任颁奖嘉宾，宣布得奖的小组并颁发一些有创意的奖励。

五、体验式团体沙盘心理技术的督导

接受督导是心理学工作者成长中最重要的工作之一。特别是成长中的沙盘师，接受更高一级的沙盘师督导或平辈督导，是帮助成长中的沙盘师深入检讨自己工作理念、工作态度、工作过程等的一个非常好的方式，一方面可以促进沙盘心理技术的掌握，另一方面也加快沙盘师的人格成长与发展。

（一）沙盘师接受督导的必要性

成长中的沙盘师接受督导是其成长中的必经之路。有经验的沙盘师要在经验和技术方面给学习成长中的沙盘师提供一些督导，以帮助他们更快地成长。

沙盘师的成长是一个漫长的过程，技术和经验的累积都是成长中的必要步骤，在这个过程中也一定会遇到许多问题。因此，让上一级的、有经验的沙盘师进行督导，成长中的沙盘师可以回溯以往工作历程，及时解决工作中的疑惑，积累工作经验，提高沙盘心理技术水平和工作信心。有资格给成长中的沙盘师提供督导的督导师也是经历了这样一个过程，会充分理解这一点。

（二）体验式团体沙盘督导师的态度

在督导过程中，督导师首先要耐心倾听，以鼓励为主，不作分析、解释、评判，重在感受，督导者要抱着学习的态度向个案报告者学习对方是在这个个案中如何感受和体验的；其次，督导师是对对方带来的问题的成因进行探索的专家，督导师要认真倾听和虚心向对方学习，学习他是如何对这个问题的成因进行探索的；最后更要抱着谦虚的心态耐心倾听和学习对方是如何尝试解决他自己带来的问题的。

（三）体验式团体沙盘督导的流程

1.请接受督导者提交并报告个案

请报告者在约定的时间提交个案报告，如果个案报告中有关个案自然情况、工作过程、照片呈现、工作反思、需要督导的问题等内容不够全面，要求报告者进行修改，并再次提交。

2.请接受督导者先给自己"督导"

请他谈谈自己对每一个问题的感受及体验，他对这个问题原因的探索，以及对这个问题解决的方式、研究的努力等。

3.邀请在场的其他沙盘师也谈感受并感谢

督导师请在场的其他沙盘师，特别是那些很有经验的沙盘师、咨询师们以"我–信息"第一人称单数的方式谈谈他们自己对这个个案的个人感受，或对这些问题的个人看法。需要强调的是请他们只谈自己个人的经验，谈个人的体会，而不是对个案报告者的个案工作评头论足。这样做的目的，是告诉被督导者上述这些人的意见和看法只是他们的个人经验、体会，因为在这些问题上没有谁是权威。不要盲目相信权威，每个人都有自己的经验，都有自己独特的地方。他们所谈的都是个人的经验，有些适合报告者，也有些不一定适合报告者，仅供参考而已。

对于所有参与督导的人特别是发表意见者，我们一定要表示感谢、表示赞赏并给予鼓励。

4.督导师自己的感受

报告者与参与者谈完之后，督导师要真诚感谢个案报告者报告了这么好的一个个案，这么勇敢地把自己的工作经历报告给大家，甚至有勇气坦承自己的很多不足；并强调我们大家都处在成长过程当中，都是相互学习的，没有谁是权威。然后再谈一谈督导师个人在这个过程中学到了哪些，包括其他人的发言对督导师自己的启发。

5.针对个案报告的总结

从个案报告的格式、完整性、文字、图片、诊断评估和其他的设置方面，对照二级心理咨询师个案报告的要求标准，把存在的问题都可以提出来；并告诉个案报告者，如果按照心理咨询师或沙盘治疗师的考核，这些地方还是有提高空间的，也是今后努力的方向。

6.对需督导的问题的回应

针对个案报告者需要督导的问题的回应，在上述的程序中案例报告者可能已经领悟到了，但督导师也要谈谈自己在这些方面的个人经验，"关于上述的某某问题，我个人的习惯做法或经验是怎这样的……"。督导者介绍完自己的经验或习惯做法后还需要强调："跟大家一样，以上我谈的只是我个人的看法、个人的经验和习惯做法，仅供你参考。"

7.有关理论总结

就这个个案涉及一些心理学特别是分析心理学理论，督导师再一次总结与强调，比如可以就某些理论和自己的独特观点给对方些建议，包括建议对方去看哪些专业书和专业期刊、论文等。

8.结束语

仍然以赞扬、鼓励为主，告诉对方通过他报告的这个个案来看，他已经做得非常不错了，随着时间的累积和继续努力一定会越来越棒的，并提醒报告者多去实践，多去体验，多读专业书，及时总结，一定会成为某个领域应用沙盘的专家。同时，督导师还要谈到个人成长方面，从哪些方面我们都需要共同努力，互相学习交流。

最后，要再次感谢个案报告者、主持人和全体在场各位的共同努力、认真倾听和真诚分享，自己受益匪浅，期待下次再会。

六、高级一班课后要求、思考题及参读书目

作为沙盘师，个人成长非常重要，这种成长除了在课堂上学习如何进行沙盘工作外，课后要经过大量的练习，通过练习对个人"情结"的发现与处理，在这一阶段着重对钱的"情结"的体验与处理。因此，我们提出了第一阶段的课后两部分要求。

（一）个人成长要求

① 自己寻找更高一级的治疗师，完成付费个人体验12小时以上。

② 自觉组成团体，寻找更高一级的治疗师，完成付费团体体验12小时以上。

③ 参加培训单位组织的付费网络督导12小时以上。

④ 自己寻找更高一级的治疗师，完成付费个案督导6小时以上。

（二）个人工作要求

① 完成一对一个案累计24小时以上，其中至少一个个案连续累计12小时。

② 完成团体个案累计20小时以上。

③ 收费个案累计16小时以上，其中至少一个个案连续累计10小时。

④ 完成一个沙盘心理技术课题研究方案并实施，并提交研究报告或阶段性研究成果。

（三）课后思考题

① 怎么理解在沙盘情境中共情与共鸣？它们在沙盘情境中的作用与意义是

如何体现的？

② 如何理解荣格的个体无意识与集体无意识的？在沙盘情境下你是如何发现个体无意识的？请举例说明。

③ 请觉察在自己身上感受到的原型意象，是在什么情境下以及有什么样的体现？

④ 在沙盘情境中如何体现无意识水平的工作？请说明为什么要进行无意识水平的工作。

⑤ 谈谈你对体验式（团体）沙盘心理技术的内涵及培训特色的新的理解和感悟。

⑥ 如何理解沙盘心理技术的治愈机制？你自己有哪些体会？

⑦ 通过你的婚恋和家庭关系，你是如何理解你原生家庭中的各种关系的？你认为现在亲密关系呈现的是哪一种模式？你的成长或努力的方向是什么？

⑧ 你对自己的主人格和次人格的了解有多少？为了使自己的治疗师主人格更稳定，你作了怎样的努力？

⑨ 你是否有沙盘心理技术方面的课题考虑？是否有结题？或者考虑课题的方向是什么？

（四）课后参读书目

[1] 卡罗尔·S. 皮尔逊. 影响你生命的12原型. 张兰馨译. 北京：中国广播电视出版社，2010.

[2] 申荷永. 荣格与分析心理学. 北京：中国人民大学出版社，2012.

[3] [瑞士]荣格. 红书. 林子钧，张涛译. 北京：中央编译出版社，2013.

[4] 项丽娜. 荣格心理健康思想解析. 杭州：浙江教育出版社，2013.

[5] [日]铃木大拙[弗洛姆]. 禅与心理分析. 孟祥森译. 海口：海南出版社，2012.

[6] 施春华，丁飞. 荣格：分析心理学开创者. 广州：广东教育出版社，2012.

[7] [瑞士]杰弗瑞·芮夫. 荣格与炼金术. 廖世德译. 长沙：湖南人民出版社，2012.

[8] [瑞士]茹思·阿曼. 沙盘游戏中的治愈与转化：创造过程的呈现. 张敏等译. 北京：中国人民大学出版社，2013.

[9] [瑞士]荣格. 分析心理学的理论与实践. 成穷，王作虹译. 南京：江苏译林出版社，2014.

[10] [英]史蒂文斯. 简析荣格（通识读本典藏版）. 杨韶刚译. 北京：外语教学与研究出版社，2013.

[11] [瑞士]亚考毕著. 相遇心理分析：移情作为人际关系. 刘建新，申荷永等
译. 广州：广东教育出版社，2007.

[12] [德]爱娃·海勒. 彩色的性格. 吴彤译. 北京：中央编译出版社，2008.

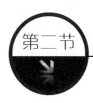

第二节 体验式团体沙盘心理技术高级二班

——深入掌握处理"情结"的方法，并掌握面对"阴影"
的沙盘操作方法

一、高级二班培训设置

（一）入班的要求

（1）参加过沙盘心理技术治疗师高级一班培训的、并连续用沙盘心理技术
进行工作的学习者。

（2）完成高级一班培训后个人成长和个人工作要求的学员。

（3）提交过一个团体沙盘心理技术训练的计划书，并实施。

（4）完成一份5000字的个人成长报告【成长报告内容：① 个人一般资
料｛姓名、性别、年龄、接触沙盘时间、沙盘工作时间（累计××小时；次/
月）｝；② 团体与个人体验的感受；③ 参与督导或接受督导的收获；④ 回答思
考题内容 】。

（5）一份沙盘团体训练至少8次的个案报告；一个团体报告至少12次，或
个体至少15次的个案报告。

（二）课程目标

（1）进一步熟悉并逐渐掌握团体沙盘心理技术中安全模式的建立和维系。

（2）加深对荣格心理学情结的感受，深入体验并逐渐掌握在一对一沙盘心
理技术过程中对自己的"情结"的测量，并掌握相应的处理"情结"的技术
方法。

（3）了解阴影的理论、简单测量和对自己阴影的接受，以及在沙盘心理技
术中的呈现。

（4）进一步了解梦的工作、沙盘主题延伸等相关理论和技术。

（5）了解并掌握体验式团体沙盘心理技术在各行业应用的思路与方法。

（6）进一步精深理论、强化技术，提高沙盘心理技术工作水平和研究意识。

（7）实际参与到我们的工作团体里，成为能在某一系统的沙盘心理技术治疗方面独当一面的合作伙伴。

（三）课程设置

课程时间：4天2晚或3天3晚（38学时）。

培训设置：2～4人一小组，每个小组一个沙盘。

课程形式：以体验为主。

二、高级二班组建团队及提高身体觉察力训练

（一）组建团队

请一个学员来按他自己习惯的方式进行分组，重新建立团队。也可以按学员自己的需要（比如来自同一个单位）坐在一个组里。

（二）提高身体觉察力训练

在高级一班，我们通过动态的形式进行了身体感受力的训练。在此阶段训练中，我们仍要继续加强感受力的训练。以往我们在身心动力模式下，以动作唤起对身体的感觉、并觉察这种感觉深层的心灵内容的训练后，学员建立起了初步的身–心感受模式。在此训练阶段，我们着重以静态模式，关照内心，进一步建立起心–身感受、觉察模式，用更加深入、细致的方式触摸自己的无意识，发现自己的"情结"，并处理"情结"。

我们借用类似催眠的方法，对身体进行扫描，让学员学会感受、觉察身体的每一部分的感觉，觉察它、感受它、体会它。通过静心对身体进行扫描，更能关注身体的感觉，对于发现"情结"、处理"情结"特别有帮助。

1.关注身体练习

（1）培训师准备　一段30～40分钟的放松音乐（音量适中），然后请大家把眼镜与发夹拿下来，并请大家闭上眼睛，坐在椅子或地垫上，让自己舒适放松。

（2）指导语（语音绵沉，语速低缓；"～"处尾音拉长）：

① 请你们放松身体，调整自己的坐姿，让身体放松下来、让心静下来；尽

量地放松，同时也可以体会一下自己身体的重量。

②请把注意力放在你的鼻孔上，体会呼气、吸气时的感觉，也许你会走神，但不要紧，这都是正常的反应，当你注意到自己走神时，请再次将注意力集中在呼气、吸气，感觉气流慢慢地从鼻孔处通过，注意它通过的感觉。（可适当重复画线文字部分，时间掌握在2分钟左右。）

③现在把注意力放在你在大脚趾上，感觉它，注意它，体会它~，感觉你的大脚趾，体会它的感觉~。（可适当重复画线文字部分，时间掌握在2分钟左右。）

④现在把注意力放在你其他四个脚趾上，感觉它，注意它，体会它~，感觉它伸展，感觉它们之间的排列，感觉它们与大脚趾感觉（可适当重复画线文字部分，时间掌握在2分钟左右）。再从脚心、脚掌、脚踝、小腿、膝盖、大腿、臀部、腹部、腰部、背部、手、小臂、大臂、颈部、眼睛、嘴巴、鼻子、面部肌肉、头皮、头发~，一点点体会、感觉到头部。

⑤请大家再一次注意你身体的重量，注意腿的重量~、手臂的重量~，再感觉身体的重量~。

⑥请再次回到关注你的呼吸上，感觉吸气时气流通过鼻腔的感觉，感觉气流通过到胸腔、再到腹腔的感觉；感觉气流再从腹腔到胸腔，通过鼻腔的感觉，反复几次，感觉它~；同时想象一下吸气时把宇宙大地的正能量、积极情绪吸进来，呼气时把身体代谢产物和负能量呼出去。

⑦让我们一起再做几次深呼吸，按照自己习惯的呼吸节奏做深呼吸，调整一下坐姿，然后以自己的速度睁开眼睛。

（3）身体扫描后，请每一学员在小组内分享感受（20分钟）。

2.关注无意识

（1）沙盘师准备　一段10～15分钟左右的催眠音乐，再次请大家在座位上坐好，或是在地垫上坐下或躺好，身体放松。

（2）指导语（语音绵沉，语速低缓"~"处尾音拉长）

①请大家闭上眼睛，放松自己的身体，感觉自己的呼吸~。

②现在把你的注意力放在感受自己的身体重量上，脚的重量~，腿的重量~，躯干的重量~，左臂的重量~，右臂重量~，头的重量~（停留一会儿）。

③（播放音乐，音量适中）现在请你把注意力放在音乐的旋律上，请跟随着音乐，让自己完全沉浸其中~；跟随着音乐，你的大脑会出现很多画面；随

着画面出现或变化，你去觉知自己身体的感觉，体会一下身体的什么部位、什么程度、什么性质的感觉，以及情绪的变化感等；认真、用心感受它就好～沙盘师留白5～8分钟。

④ 好，请大家把刚才感受过程中身体的感觉、情绪的体验以及脑海里出现的画面、回忆、想法等使之鲜活起来并定格记住。

⑤ 请大家再做几次深呼吸～，按自己的速度睁开眼睛。

（3）在小组内分享上述过程。

3.无意识画面呈现

请小组成员商量，把刚才小组内分享的内容，用数量不限的沙具在沙盘中呈现出来。然后小组再分享这个画面的感受。

三、高级二班理论与课堂要求

（一）理论部分

在此级别，理论部分在培训中仅作引领性的提纲介绍，详细的内容通过课后网络我们进行理论课程再讲解，或报名参加华人心理分析联合会组织的网络课程。在此部分我们只简单介绍体验式团体沙盘心理技术独特高级人格理论，阴影和情结理论、测量以及在沙盘中的呈现，两性关系的分析心理学解读以及在沙盘中的呈现，梦的工作、神话故事等在沙盘心理技术情境中的应用，并简要介绍体验式团体沙盘心理技术的督导。

在本章里，我们简单介绍的主要内容如下。

① 情结的理论，情结的测量以及在沙盘中的体验。

② 阴影的理论，阴影的测量以及在沙盘中的体验。

③ 两性关系的心理解读以及在沙盘中的体验。

④ 神话原型心理剧及其在沙盘中的体验。

⑤ 体验式团体沙盘心理技术督导训练模式。

⑥ 体验式团体沙盘心理技术各行业的应用。

（二）课堂作业

仍然要求做庄家的学员，或是每一个学员及时将每一次操作体验都写下来，做一个意识化的总结，扩大自己的意识容器。

四、高级二班的体验与操作

（一）"情结"理论、"情结"的测量及在沙盘中体验"情结"

情结是荣格分析心理学一个重要的内容，是涉及我们沙盘师人格成长的一个重要课题。尽管我们在初级班、中级班、高级一班都涉及情结内容，但到了高级二班，我们要更加深入地理解情结理论并掌握在沙盘情境中情结的测量及处理。

1. 情结及其有关的理论

（1）次人格——情结　我们在前几章节中已经描述过，情结是"心像与意念的集合，是相互联系的潜意识内容的集群，它源自于原型的核心，具有某种特别的个性化的情感基调"；情结是"自主性"或"自治性"的存在，他也是梦和症状的缔造者，是通往无意识的捷径；经过"聚集"与累积，情结会成为人格与自我的"替代主角"。"作为次人格结构的无意识情结，当它吸收了足够多的能量的时候，就已经变得如此地膨胀和独立，就像在强迫性神经症患者身上所见到的那样，它的行为就像第二个自我一样在和意识自我进行斗争，这样就把强迫症患者置于两种事实和两种冲突的意愿之中，甚至有把患者的人格一'撕'为二的危险"。

从临床的意义上来说，情结多属于心灵分裂的产物，包括创伤性的经验、情感困扰或道德冲突等，都会导致某种情结的形成。一个人若是认同于自己的情结，那么往往也就会表现出某种特定的心理病症。弗洛伊德的俄狄浦斯情结（Oedipus Complex）和阿德勒的自卑情结（Inferiority Complex）等，都是十分著名的例证。弗洛伊德在其著作《日常生活心理病理学》中所描述的口误、笔误、忘记熟人的姓名等日常生活现象，都可看作是情结的表现与作用。

（2）"情结也会拥有我们"　荣格曾有这样一句名言：今天人们似乎都知道人是有情结的，但是很少有人知道，情结也会拥有我们。这一点具有十分重要的理论与临床意义。我们拥有情结是正常的，我们每个人都会有自己的情结，这就要求我们学会觉察与协调我们的情结；当情结足够强大到拥有我们的时候，就是心理病症的开始与表现了。

（3）沙盘与"情结"处理　使用沙盘心理技术的目的不是要让病人消除或根除其情结，而是通过觉察与理解，通过理解情结在自己心理与行为中所起的作用、它的触发与表现，来降低情结的消极影响。从理论上来说，只要我们不能觉察与认识我们的情结，我们就会在不同的程度上受情结的控制与摆布。而一旦我们认识与理解了情结的存在及其意义，情结也就失去了对我们的负面影响与控制。尽管它们不会消失，但逐渐地会减少其消极的影响。这好比被忽视的孩子总是要通过哭闹来吸引大人的关注一样，若是大人能够照顾好自己的孩子，那么孩子就会变得安静，就不再需要通过大哭大闹的形式来表现他自己的存在；你和它（情结）搞好关系，彼此相互理解、尊重、信任的话，就会带来相互的包容、关爱和支持。

2.情结的测量

情结是如此重要，因此在心理治疗过程中，发现"情结"以及处理"情结"是很重要的一个方面，而情结又是如此复杂，因此在心理咨询中体验情结的难度也是显而易见的，更是需要连续多次、不断反复进行才可以更好地体验、感受！

（1）荣格的字词联想　尽管情结是无意识的，但是情结是可以测试的。荣格就是凭借他在字词联想测试方面的成就开始获得他在心理学领域里的地位的。荣格的字词联想测试，主要是用词语联想方法测试情结。具体方法是：向被试者读出100个词，要求被试者以最快的速度答出脑海里浮现的第一个词；等问完100个词后，再将这100个词语重复一遍，请被试者以最快速度重复上一次的答案。该方法之所以能测试出情结，是因为情结是一个带有强烈情绪色彩的意象联想团，一遇到与意象相关的情境，则与情结相关的无意识内容就会被触发，不受意识控制。因此当某个刺激词提供了一种与情结相关的情境时，与情结有密切关联的情绪与联想就会自动运作，扰乱正常的词语联想过程。情结测试者所面对的不是一个句子，而是一个模糊、含混、让人措手不及的刺激单词；而且被要求回答的也不是一个经过理性组织的句子，而是在脑海里浮现的第一个单词。在向被试者读出刺激词后，要求他以最快的速度答出脑海里浮现的第一个词，那么在读出情结刺激词后，被试者会有很多特异反应，其中最为重要的指标是反应时间延长，因为无意识的运作会占用时间和注意力，如果还要对无意识可能出口的词进行抑制的话，则反应时间会更长。对刺激词后面的那个词，即随后词的反应时间也是测试情结的重要指标，其原理在于，某情结被击中时，要过一段时间才能对随后词做出反应，因此词语联想测试一般会有可能引起情结的情结词后紧接着普通词。一般来说，对随后词的反应时间也会延长。记忆错误也是一个测试情结的指标，因为正常情况下，人们都能记住在意识中经过反应的词，除非受到了干扰。另外一些主要的干扰是：① 不遵照指示，反应多于一个词，而且重复听到的情结刺激词；② 有文化的人会故意不对刺激词的真正意思作出反应；③ 没有文化的人，尤其是文化程度相对较低的妇女，为了保护自己会说一些类似"很好的、太棒了"之类的感情词；④ 对不同的刺激词都是用同一个单词来回应；⑤ 用外语作答；⑥ 出现口吃、咳嗽等现象等。

其实，词语测试能够测定情结的道理非常简单，这就和日常生活中两个人的对话的情形是一样的。某个话题或是整个谈话的情形会使情结的力量聚集并表现出来，情结使讲话者的意图受挫折，这就表现为口误、健忘、眼神慌乱、转移话题、沉默、反应变慢、脸色变红等，只不过日常对话我们没有去注意和测量它。

词语联想测试还可以将呼吸频率、皮肤电阻等生理数据的变化作为强迫情结的指标。

（2）沙盘情境中"情结"的测量　自1968年以来，以美国生理心理学家罗杰·W.斯佩利（Roger W.Sperry）为代表的科学家们发现，人类大脑的左半球和右半球都各自承担其独特的功能，左脑主管的言语化的思维（言语的、分析的、象征的、抽象的、时间性的、理性的、数据的、逻辑的、线性的）；右脑主管的是图像化的知觉（非言语的、综合的、真实的、类似的、非时间性的、非理性的、空间的、直觉的、整体的）。

人的记忆共有两部分，一部分是储存在左脑的言语化的记忆，另一部分是储存在右脑的图像化的信息。所有有关情绪的信息都是通过右脑进行处理，且以图像的形式储存。不仅如此，所有与我们经历过的重要事件有关的图像或与体验过的深刻情绪有关的情景都存储在我们右脑中。

而我们的左脑只能表达"我们认为我们感受到的"东西。左脑模式不但难以区分和鉴定情感体验，做不到报告我们的感受，当我们使用语言讲述我们的感受，得到的往往是解释，而且在描述时使用的措辞也往往仅限于判断、分析、归类，而这些绝非某种体验的内容本身，且距之尚远。

存储于右脑的、真正的情绪体验却未通过语言被表达出来，或不可避免地在言语过程中隐匿起来了。但是当我们使用右脑图像化的语言来表达感受时，我们得到的是真实的经验和感受本身。要接近和得到真正的情感体验，只有通过右脑，使用图像化的语言，才能将感觉或体验本身呈现出来。绘画、沙盘等这类艺术治疗形式的解码过程为：

视觉看到——形成意象——再形成语言——词语表达

因此，在第一章、第二章中我们都对沙具及其画面可能会触发你的感受有了说明。这就是在沙盘情境中我们可以以象征化的沙具，画面感的沙盘等图像化的内容对我们"情结"进行的测量，更可以在沙盘情境中进行"情结"处理。

3. 在沙盘情境中体验感受"情结"

也许我们在下述的在沙盘中的练习和体验的情结还不能算是真正专业意义上的情结，但是这样的练习和体验的确非常有助于我们觉察、认识、了解、接受和处理自己的"情结"，以及在今后的沙盘工作实践中帮助来访者觉察、认识、了解、接受和处理他的"情结"。

（1）营造氛围体验感受"情结"　下面以自卑情结为例，我们在实际的沙盘情境中体验感受"情结"的操作程序如下。

① 指导语（参考）。

我们在以前的培训中以及在课后的沙盘练习中，多次感受和体验了在沙盘情境里扩大意识容器的方法，通过这样的"事上炼"，我们相信大家的意识容器会有很大程度的扩大，也就是我们内在的天理、良知（人类24种积极的心理品质）会在几种特定的情境中体现在我们的主人格中。一个人格和谐的人，就是能以这样的主人格去觉察、认识、接受、实现我们深层心理那些隐藏在冰山下面的部分，来自我们无意识心灵的内容，比如情结。

情结是构成我们人格的重要组成部分，是我们个体生命动力和情绪体验的主要来源。在沙盘情境中体验和感受"情结"，既是扩大意识容器的目的，同时也还是扩大意识容器的方法，是我们成长中的沙盘师必须做的功课。

② 培训师"自卑和超越自卑"的故事。培训师自己先声情并茂地讲一个自己体会最深的自卑以及超越自卑的、自己真实的故事。这个自卑以及超越自卑的故事可以是很意识化的，如童年因自己家里经济问题导致的自卑，可以表现在穿衣、吃饭、生活和学习用具上不如别人而产生的自卑，以及对此自卑的超越，如因此而努力学习、提高成绩和各个方面的优秀等。这些对自卑的体验、认识以及对自卑的超越都是在意识层面的，很容易理解和回忆起来。但也有些自卑的故事可以是很深层、无意识的，如某心理学教授天生就是小眼睛、单眼皮，而他的哥哥和姐姐都是大眼睛、双眼皮，所以他出生后亲友、邻居经常用"你小眼睛、单眼皮，不如你哥哥、姐姐长得好看"、"你小眼睛、单眼皮，不是你妈妈生的"这类话逗他。这样的情境他自己是没有记忆的，都是他在自我认识、自我探索自卑的过程中他妈妈告诉他的。他回忆："妈妈告诉我，当我还大约不到一岁的时候，亲友、邻居看到我在妈妈的怀抱里，对我说我不如哥哥姐姐长得好看、'是你妈生的吗'的时候，我就把头埋在妈妈怀抱里……当我稍大点、能自己走路了，妈妈带我出去玩，遇到亲友、邻居再这么说的时候，我就把自己藏在妈妈的两腿间……尽管妈妈说得非常生动具体，我对妈妈描述的这些我早年的亲身经历却没有任何记忆；尽管我对这些没有任何记忆，

但是我的感受是非常真实的，那就是我能深切、真实地感受到那个小男孩所遭受到的心灵创伤！这个创伤是我在探索自卑原因的个体经历中的非常深层的无意识事件。在我的意识里，我一直没有因为自己的小眼睛、单眼皮而自卑的记忆，但是今天的我的确能感受到也必须承认这个无意识的自卑是其他那些意识自卑的根源。对这个无意识自卑的体验也是我超越自卑追求卓越的最原始的动力：我可以长得不如哥哥姐姐，你也可以说我不是妈妈亲生的，但是我学习好，热爱劳动，从小就多分担家务、热心助人等优秀品质和行为是比哥哥姐姐强的，小的时候得的奖状或其他奖项比哥哥姐姐多，后来读书过程中拿到的学历、学位以及职务、职称也比哥哥姐姐的高，现在我对妈妈的照顾和奉养也是家人和亲友公认最多的，尽管我并没有在意识里要求自己这么做。"

自卑可以是很意识化的，也就是当我们自卑时当下就能意识到；自卑也可以是无意识的，那种当下无法意识到的自卑，甚至相当长时间里都没有意识到的自卑。如果说"体验到自卑就是追求卓越的动力"的话，那么对"无意识"自卑的体验更具追求卓越的深入、持久动力性。在初、中级培训时呈现出的自卑是意识化的，那么要求在高级班呈现的自卑是无意识的。不管培训者讲述自卑是意识的还是无意识的，最重要的是要营造出培训现场"自卑和超越自卑"的浓烈气氛，让大家都沉浸在关于自卑和超越自卑的气氛里，让大家感觉自己正处在自卑和对自卑的超越的情境中。

③ 背景音乐。汪峰的歌曲《怒放的生命》可一直作为故事的背景音乐，音量适中。

（2）"自卑和超越自卑"的沙盘呈现　指导语（参考）如下。

阿德勒疗法里有一句最经典的话：体验到自卑就是追求卓越的动力！刚才我分享了我的自卑以及对自卑的超越，现在请大家调整一下坐姿、呼吸，静心冥想一分钟，回忆和感受一下自己的自卑以及对自卑的超越……（至少留白1分钟，如果有人没有进入到冥想状态，就重复上述的话），让这种对自卑的体验、感受以及对超越自卑的体验和感受在脑海里生动、鲜活起来（留白约30秒），记住这种感觉和体验的生动画面……（留白约15秒）。请大家不要交流，到沙具架里取数量不限（也可根据每组组员的多少做沙具数量上的限制）的沙具回到自己的组里，把刚才自己脑海里出现的关于自卑以及对自卑的超越在沙盘里呈现出来。这个过程大家都不要说话，直到所有的组员都完成沙盘呈现后开始组内交流。

（3）组内、组间分享与交流　每一个小组成员在组内交流，组内交流完毕后开始组间交流。

按轮流坐庄原则先选出一名庄家，要求庄家结合全组的沙盘以第一人称单数讲述全组人的自卑和对自卑的超越给其他组的组员听，直到所有组间交流完毕。组别太少，可以换一个庄家再进行组间分享。如果组别太多，也可以选择性地进行一定数量的组间交流。

如果时间允许，每个组员都轮流做一次庄家，每个庄家都要结合全组的沙盘以第一人称单数讲述全组人的自卑和对自卑的超越给其他组的组员听，直到所有组间交流完毕。全部交流完毕后可以拍照片，然后留作业，要求每一个坐庄的学员都要完成不少于1000字的文字资料，配上至少1～3张合格照片。这个过程的练习非常重要，也可以作为课后作业交代给学员。

（4）简单的事情重复做 可以按照上述的程序，在沙盘情境中体验、感受和呈现其他"情结"，如钱的情结、性的情结等。切记，"复杂的事情简单做、简单的事情重复做、重复的事情认真用心做"。

（二）人格面具及阴影理论、阴影的测量及在沙盘中体验

1.人格面具及其理论

在讲阴影之前，我们不能不提到人格面具。荣格认为，集体无意识的内容主要是原型。原型有四种最为突出：阿尼玛、阿尼姆斯、人格面具和阴影。让人受文明教化，能在人与社会之间达成一种谅解，并在似乎是人的本来面目与大部人生活于其后的"面具"之间造成一种折衷。荣格把这种面具命名为人格面具，也被荣格称为从众求同原型。人格面具是个人适应抑或他认为所采用的方式对付世界体系。一个面具就是一个子人格，或人格的一个侧面。

（1）人格面具的统合性 人格为个体自身构建，自内向外，以少积多，形成顽固的主观性倾向。当人格强化到一定程度时，个体会形成自己的面具，以此面具风格出现，进一步将面具植入自身之中，使自己与面具融为一体。

（2）人格面具的独立性 面具具有独立的品格，它的存在不依附于任何器物；凡是依附于其他器物的作品皆不能称为面具。每一个个体都有一个人格面具，如果个体不将这一面具与自己真正的个性区别，如果不加以区分，会引起认知的混淆，所以必须辨别二者的区别，此面具在个体的自我认知方面具有独立性。

（3）人格面具的虚假性 面具一方面存在于主体与客体的关系之中，是人们适应社会所必需的；另一方面也具有虚假性。如果说灵魂是一个人真实内在的"自性"（True Inner Self）的话，那么人格面具则是"虚假的自性"（False Self）。当一个面具足够恰当时，可以确立面对外界时的形象，也可以掩盖个体真正的本质。人格面具是为了某种特殊的目的而进行的心理和社会建构，是

"呈现出来的我"，是"我自己或其他人以为的我"，而非"真正的我"。

（4）人格面具的整体性 个体的独立性表明个体是作为一个完整的个体存在着，人格面具在被统合到己身以后，此面具也成为驾驭个体真实个性的假面，也必须立足于个体的整体人格之上，并一再对个体的人格施加影响。

人格面具对于人的生存说来也是必需的，它保证了我们能够与人，甚至与那些我们并不喜欢的人和睦相处。它能够实现个人目的，达到个人成就，它是社会生活和公共生活的基础。一切原型都必须是既有利于个体也有利于种族的，否则它们就不可能成为人的固有天性。

但如果一个人过分地热衷和沉湎于自己扮演的角色，如果他把自己仅仅认同于自己扮演的角色，人格的其他方面就会受到排斥。像这样受人格面具支配的人，就会逐渐与自己的天性相疏远（异化）而生活在一种紧张的状态中，从而对心理健康造成危害，还会产生面具障碍等心理问题。

因此，人格面具属于一种原型意象，是在"一个人应该表现为什么样子"这个问题上"个体和社会之间"调和的一种结果，是我们呈现给世界的外表，也是我们呈现出来的特征，通过这种呈现我们得以与周围的人建立各种各样的关系。人格面具的"认同"（Identification）是正常发展中的一个重要部分，是个体对外界的一种适应系统，是为了适应或为了个人便利而开始存在的功能情结。生命的前半生主要是形成人格面具和自我发展；生命的后半生主要是自性化。

2.阴影及其有关的理论

（1）什么是阴影 就像任何亮光的背后都有黑暗一样，自我意识的光亮也会在人的个性中播撒相对的一道阴暗的影子；个体性格中有一部分得以顺利发展，而未发展的性格则被遗留在潜意识中，形成一个不成熟、幼稚的人格，荣格称之为阴影。

荣格说阴影是不符合社会价值与自我概念的个人心灵内容；凡是社会角色、人格面具所不容的，就会被压抑、压抑成为阴影；当我们只顾往前向往光明时，常看不见背后的阴影。其实，常常是我们背后的阴影驱动我们奔向光明！荣格曾经做过这样的梦："这是个惝惝渺渺的夜里，我迎着强风艰苦、缓慢地往前走，浓雾四处飞扬；我的双掌护着一盏小灯，随时它都会熄灭。可是整个世界都仰赖着它，它灭了，世界就不见了。忽然，我发觉有个庞大的东西跟在背后，转头一看，有个巨大的黑影就在我身后，尽管心中害怕，却有个清楚的念头——我必须把灯火保住，不管风有多大，我有多危险。当我醒过来时，我才想到，那黑影是我自己的身影，由我护着灯火映照出来的，那个小灯正是我的意识。我明白：人的意识犹若风中烛火，在庞大的黑暗里显得渺小脆弱，我们却需辛辛苦苦地维护着它。它是我们唯一的光。假如没有这意识之光，我怎样才能感受到我身后的阴影？"

（2）沙盘情境中了解"阴影"的意义 自我无法接受所压抑下来的素材，沙盘中常以死神、鬼、野兽等沙具来象征呈现；现实生活中，让你立即感觉不舒服、不喜欢的人、事、物；个体经历引发阴影素材（更多内容则来自超越个体经历的集体无意识）；某人的阴影就是其性格中被排斥和不能被接受面向，它们被压抑，形成自我的理想和人格面具的补偿结构，是把自己未意识到或接受不了的心理特质投射到他人身上，正性的投射如动物性特质、创造性、活力、生命力等。

很多学者描述过阴影具有如下的特性：形影不离、随时在身，不经意间就会出现在我们的视野中；外形常常清楚但内在模糊不清，自身常常不知但比他人更容易看见；光线越强则阴影越深，当我们只顾往前看时常看不见阴影，在黑暗处也常常看不见阴影；我们想要将它丢掉的话，需先将它具体化，但又常受阻。

荣格认为，阴影象征人格的潜意识状态，并具有人类本性中的黑暗一面，如，人们经常把自己羞于启齿的一些欲望不自觉地埋藏在心底，或用其他的方式加以掩饰，特别是那些违反社会规范的私欲，或者投射给他人，甚至形成分裂人格。

在一般人看来，阴影是魔鬼的象征，如基督教的《圣经·旧约》中与上帝为敌的撒旦、琐罗亚斯德教教义中的邪神阿里曼，还有西方传说与文学作品中频繁出现的传奇人物浮士德。浮士德与魔鬼签约，把自己的灵魂出卖给魔鬼；阴影常以与自己同性、诡异的或威胁的人物"敌人"、"掠夺者"、"邪恶的闯入者"等意象呈现，那些人通常令人有疏离感或敌对感，引发疑惑、愤怒或恐惧等强烈的情感。

我们可以这样总结和看待阴影：是个人意识中没有的或无法接受的黑暗面，指个体无法意识到或者无法接受的心理内容；只要邪恶仍在心中，我们就可能会走上毁灭之道；唯有坦承我们对邪恶的包容力，才可以与阴影和平共存，我们的生命之船也就能平安航行；唯有面对、觉察、认识、接受阴影，将其整合至自我意识当中，意识容器才能扩大，人格才能更广阔、更发展、更稳定、更健全、更和谐。

3.阴影的测量

（1）实验设计法 山西大学范红霞教授的博士论文《母亲意象人格面具与

阴影的心理分析及实证研究》，是其积几十年心理学实证研究经验、近千份问卷、三年时间专门集中精力在此项研究、动员几十人帮忙的基础上完成的，是至今为止国内第一篇也是唯一的一篇用实验设计法研究母亲意象人格面具与阴影的心理学博士论文（具体内容参见华南师范大学范红霞的博士论文）。

（2）简单测量法　实验设计方法测量阴影有其科学性，但是非常复杂和费时。因此在实际的沙盘心理技术培训中，更需要一种简单易行的测量阴影的方法，这就是下面要介绍的阴影简单测量法。

在沙盘心理技术培训中，对阴影的简单测量步骤如下。

① 请大家拿出笔和纸；回想或想象一下在你心里你最讨厌、鄙视、不喜欢、无法接受的同性别他人的五个具体的心理品质，写在纸上；去掉五个中最不重要的一个，标注为5，最重要的是1，依次标注4、3、2、1。

② 拿出纸和笔；回想或想象一下在你心里你最讨厌、鄙视、不喜欢、无法接受的异性别他人的五个具体的心理品质，写在纸上；去掉五个中最不重要的一个，标注为5，然后依次标注4、3、2、1。

4.在沙盘情境中"阴影"的体验与操作

阴影中98%以上的内容是积极的心灵力量（98%），另外的2%是难看的外衣。因此，觉察、认识、接受、整合阴影的力量是非常重要且必要！也许我们通过上述简单方法测出的还不能算是真正意义上的阴影，但是下述的在沙盘中的练习和体验的确非常有助于我们觉察、认识、了解、接受和处理自己的"阴影"，以及在今后的沙盘工作实践中帮助来访者觉察、认识、了解、接受和处理其"阴影"。

（1）"阴影"的投射与觉察

① 培训师真实分享自己对"阴影"的投射与觉察过程。

比如女培训师最讨厌同性别他人过分打扮，这属于培训师自己的"阴影"。

　　"一看到穿着非常入时、高档的女性就不舒服，甚至认为她们风骚……现在想想，其实别的女性爱打扮穿戴并没有影响到我，但我就是看不习惯，会对她们冷眼相看，甚至懒得与她们说话……"

② 请每个组员回忆一下自己讨厌的和自己同性别的他人（保密原则）的第五个心理特质的真实故事，去拿不限数量的沙具回到组内，把和这个故事相关的生动画面在沙盘中呈现出来，并以第三人称讲述给同组同伴听。

③ 组内和组间交流，均以第三人称讲解。

④ 如时间充裕，每个组员都针对同一个心理特质坐庄一次；并可依次针对同性别和异性别他人的其他四个心理品质做主题沙盘，均以第三人称讲解。

（2）"阴影"认识与收回

① 培训师真实分享自己对"阴影"投射的觉察、认识、收回过程。

> "其实爱美是每一个小女孩的天性。我也喜欢漂亮衣服，但小时候因家里经济条件不好，我的记忆中很少有新衣服，大部分时候都是穿哥哥姐姐的旧的、穿不下的、补过的衣服。因此，我会嫉妒那些家庭条件好、经常可以穿新衣服的女同学。另外，为了避免养成爱美的习惯，爸爸也经常在我照镜子时'骂'我'臭美'。当我看到打扮过分的女性就特别讨厌，心里也会骂她们'臭美'。一个小姑娘也希望得到别人羡慕的目光，这个成为我的动力。我为了博得别人的关注，在主动服务别人方面养成了习惯，成为班级里'默默无闻的英雄'。"
>
> "小时候嫉妒她们是因为自己没有能力穿得漂亮一些，而现在自己也可以有能力买新衣服。经过努力，在每月工资600元左右的年代，我就有能力买2000元左右的衣服了。特别是想想现在，买多少新衣服都可以了。说不定自己也成为被别人嫉妒的'爱美'女性了。"

② 利用操作①的沙盘包括相关故事，庄家可以添加或减少沙具，以第一人称单数来表达，进行组内和组间交流。

③ 如果时间充裕，则每个组员都针对同一个心理特质坐庄一次；另外，可依次针对同性别和异性别他人的其他四个心理品质做主题沙盘，均以第一人称单数讲解。

（3）对"阴影"的接受与整合

① 培训师真实分享自己对"阴影"的接受与整合过程。

> "随着社会角色增加，我也可以在不同的场合穿着很得体了。现在再去审视'打扮过分'的女性时，也会理解、接纳了。这也是我接纳自己的那部分'阴影'了"。

② 请每个组员把自己讨厌的和自己同性别、异性别他人的五个心理特质前面分别加上"I am"，然后回忆一个"I am…"的真实故事（着重体现对"阴影"的接受和整合，以及带给自己和他人的积极意义），把和这个故事相关的生动画面在沙盘中呈现出来，并以第一人称单数讲述。

③ 组内和组间交流，以第一人称单数讲述。

④ 如果时间充裕，则可每个组员都针对同一个心理特质坐庄一次；可依次针对同性别和异性别他人的其他四个心理品质做"I am…"真实主题沙盘，均是以第一人称单数讲解。

5. 在沙盘心理技术中"面对""阴影"

分析心理学的理论认为，每个人的人格当中都有隐藏在潜意识当中的黑暗面，可以说是自己内心的另一个自己。一部分的阴影深藏于人的潜意识中，若不是用面具加以掩盖，人就难以逃脱社会的批评指责；另一部分的阴影来自我们的创伤，是指心理的个体由于采用某种非正常的方式宣泄因为某种情境所引起的严重的焦虑的情绪而在心灵中所留下的痕迹。当他日后再次面对相同情境或者相似情境时，就可能因为无力面对此种焦虑而产生极度的心灵痛苦，甚至引发心理变态，导致心理的失衡。

荣格把这些"阴影"称为情结。他认为情结是有关观念、情感、意象的综合体。他还将Complex形容为"无意识之中的一个结"。可以将情结想成一群无意识感觉与信念形成的结。这个结可以间接侦测，而表现的行为则很难理解。荣格在职业生涯早期就找到证明情结存在的证据。1900 ~ 1910年间，他在词汇关联测验中注意到受试者的行为模式，暗示着此人的无意识感觉与信念，即认为情结可以使用词语联想测验进行研究，后来被弗洛伊德所采纳。

我们在体验式团体沙盘情境中通过感受，来发现自己的"情结"和"阴影"，同时也可以带着来访者进行感受，让他在不知不觉中发现"情结"、"阴影"进而处理"情结"、"阴影"。初级培训中以扩大意识容器的操作进行训练，先增加心理能量、扩大自己的意识容器；到中级培训时，我们可以开始涉及一点"情结"或"阴影"，比如"自卑与超越"、"第一次钱或性经历"等；到了高级培训时，我们不仅要面对更深入的和钱、性有关的情结，更要真正面对自己的"阴影"，如"我第一次撒谎"、"我自己的一个卑鄙经历"等。沙盘师越敢于面对和接受、整合自己的"情结"、"阴影"，就越能减少投射，不去分析、解释、评估、判断别人的沙盘、沙具，而是自己多去感受，以"游戏的心态积极、认真、用心参与，带着关爱陪伴、守护、关照，耐心倾听与等待，默默欣赏，用心感受，必要时真诚分享"，与来访者共情，为来访者心理的治愈与转化提供安全、自由与受保护的空间。

（三）两性关系的心理解读以及在沙盘中的呈现

两性关系是个浩瀚的话题，我们在这里讨论的是在心理学框架下的两性关系，在沙盘中呈现的也只是两性关系中的某些侧面。

1."我是谁"

在心理学框架里谈两性关系，我们首先想到的除了中国文化中关于人的起源、两性关系的原型以及现实中的婚恋、家庭、工作事业中的两性关系，更容易联想到的是把Psychology作为一个词条，在解释词条最权威的《新大英百科全书》中读到著名的"斯芬克斯之谜"，尤其是由这个谜语引出来的关于西方文化特别是希伯来文化背景下的"人的起源"的话题。在国内的心理学教科书里，关于心理学这个概念的界定一般是"心理学是研究心理现象及其发生、发展规律的科学"，也会谈到中国几千年文化中的心理学思想渊源和脉络。同样，把Psychology作为一个词条，在《新大英百科全书》中，"斯芬克斯之谜"的谜底揭示那个"早晨四条腿走路、中午两条腿走路、晚上三条腿走路"的动物就是我们人类。这昭示了心理学的起源和终极意义就是奥林匹克山特尔斐神殿里唯一的碑铭上的那句箴言："人，认识你自己"。"人，认识你自己"原本是神的旨意，后来到了古希腊苏格拉底时代开始变成一个哲学命题——"我是谁？我从哪里来？我到那里去？"，再后来经过柏拉图、亚里士多德、蒙恬、卢梭等先哲们的努力，再到了弗洛伊德时代，就成为了心理学的理论、技术和方法。

2.心理学与两性之爱

从Psychology的起源我们可以追溯到上帝造人这个古老的话题。当上帝呼啸而至，用伊甸园的泥土创造了世界上的第一个男人——亚当，然后用这个男人的肋骨创造了世界上的第一个女人——夏娃，从此以后造人的任务就归还人类自己了。

（1）心理学与爱　心理学与爱的关系，以及二者之间的逻辑关系，可以从Psychology和Psyche这两个英文词及其关系中体现出来。Psychology和Psyche的关系不只是英文词与其词根的关系，Psyche也是一个女孩子的名字，她是古希腊一个国王的小女儿，她集人类女性美好于一身，通过她与丘比特的相遇和相离，特别是在这个过程中，在她身上呈现出来的那种为了真挚的爱而不辞千辛万苦甚至可以付出生命代价的执着精神感动了宙斯主神，宙斯主神赋予Psyche以神性，让她来掌管人间的灵魂与爱。

① 什么是爱？一档非常有名的电视节目《正大综艺》的主题歌里的一句歌词："爱是正大无私的奉献！"，哲学家说，世界上最强大的力量就是爱！莎士比亚说："我的慷慨像海一样浩渺，我的爱也像海一样深沉。我给你的越多，我自己也就越富有，因为这两者都是没有穷尽的。"社会学家罗伯特博士则认

为："如果一个人觉得自己所爱的人富有接受自己激赏的表现如美貌、才能和地位，或者吻合自己的某些需求，甚至二者兼备，这种自然的感受就是爱。"

心理学家 M.斯科特·派克博士对此的定义："爱，是一种为了哺育自身或他人的精神成长而延伸自我的意愿"。

如果我们在心理学框架里来谈爱，可以把爱看作是以下三方面有机结合而成的整体：第一，爱是神圣而崇高的责任，是人类团体或个体为自身和他人精神和情感进步而肩负的神圣责任；第二，爱是为自己所爱的对象不求回报的义务的付出，至少是意识上的不求回报；第三，爱是在履行上述职责和义务过程中的愉悦情绪体验，只有正性愉悦的体验而不是负性的情绪体验。因此，真爱行为是一种抚育自身和他人情感与精神成长的行为，真爱行为有助于个体责任感的形成。"吾性自足，不假外求"，有真爱的人，不会再去嘲笑、悲哀自己，不会去抱怨、指责他人。

② 真爱与依赖。真爱，可以使人快乐地承担责任！现实中也有很多人觉得自己在爱的行为中受到了伤害。产生这种感觉的主要原因是把真爱和依赖混同了，尽管爱与恨都属于人的基本社会需要即归属依赖感的，但是有真爱的人其真爱行为是一种抚育自身和他人情感与精神成长的行为，而不是像那些强烈依赖感的人那样——当他们的依赖不能实现时就会产怨恨或其他负性否定情绪去嘲笑、悲哀自己，去抱怨、指责他人。依赖感强的人常常把"依赖的满足感"等同于"爱的愉悦体验"了，因此当他们的依赖得到满足时，他们就感受到类似爱的愉悦体验了。我们必须注意到"依赖的满足感"本质上不同于"爱的愉悦体验"的，其原因可以从以下几个方面来考虑：首先，爱的愉悦体验是人类团体或个体为自身和他人精神和情感进步而肩负的神圣责任；其次，也是为自己所爱的对象的不求回报、义务的付出基础上的真实愉悦感受；再次，更是一种抚育自身和他人情感与精神成长的行为，有助于个体责任感的形成。

③ 爱情。关于爱情，也有很多的民意测验和科学实验。研究的部分结果如下："爱情是世界上最美好的事情"；"爱情使女性更漂亮"；"沉浸在爱情中的人挺直脊背，看上去挺拔可爱"、"身体比较健康"、"有更加充沛的精力"、"记忆力奇佳"；"恋爱时心跳加快"；"恋爱中的双方（生活美满的夫妻）将趋于面相、性格相似"等。可见，爱情既不能解剖，也不能下任何定义！没有任何语言能够完全描述爱情！

（2）关于心理学治愈中爱的因素的作用　心理分析、治疗、咨询的效果如何产生？心理治愈的主要因素是什么？对这些问题的回答涉及到心理治疗及其工作目标。一般来说，所有心理分析、治疗、咨询的宗旨都在于恢复或改善来访者的心理功能和健康水平。某个人出现了心理问题，通过心理干预解决这个问题，使其恢复到问题产生之前的状态，也可以使其顺应他们自己的心理问题，在面临问题时还能最大限度地发挥其正常心理功能及社会功能。

汉斯·斯特鲁普（Hans Strupp）在1996年进行的调查：治疗产生的85%的效果都可归结为一般因素。斯隆（Sloane）1975年发放调查问卷"心理治疗对你最有帮助的是什么？"，选择了接受不同心理治疗取向的病人。得到的回答涉及到以下几个方面：认知层面的因素，如普识化（Universalization）、洞见（Insight）、图示（Modeling）；情感层面的因素，如接纳（Acceptance）、利他（Altruism）、移情（Transference）；行为层面的因素，如现实检验（Reality-testing）、互动（Interaction）等。除了上述因素之外，受试者的答案极为相似，其中更重要的治愈因素是：爱，治疗者的人格，来自治疗者的支持与鼓励、启发与帮助等。因此，我们可以认为，心理咨询、治疗、分析的成功与否，主要因素在于治疗者包括爱的能力在内的综合素质，而不是使用了什么具体技术。

（3）人类两性之爱的原型意象

① 两性之爱的原型。原型是人类原始经验的集结，它们像命运一样伴随着我们每一个人，它对我们的影响可以在我们每个人的生活中被感受到。原型本身是不能进入到我们人类意识的，要通过原型意象（如出生、结婚等）来象征性地表现出来。阿尼玛（Anima）是荣格用来形容男人内在的女性存在的原型意象。她既是男人内在的一种原型女性形象，也是男人对于女人的个人情结。荣格曾把阿尼玛描述为一种灵魂形象，往往在男人的心情、反应、冲动，以及任何自发的心理生活中扮演着特殊的角色，在现实生活中发挥着某种既定的作用。男人总是倾向于在某个现实的女性对象那里，看到自己内在的阿尼玛和心灵的投影。荣格曾经描述了阿尼玛发展的四个阶段，不同的阶段有着不同的形象，分别是夏娃—海伦—玛利亚—索菲亚。作为夏娃的阿尼玛，往往表现为男人的母亲情结；海伦则更多地表现为性爱对象；玛利亚表现的是爱恋中的神性；索菲亚则像缪斯那样属于男人内在的创造源泉。阿尼姆斯（Animus）是与阿尼玛相对应的一个概念，象征着女人内在的男性成分。同阿尼玛一样，阿尼姆斯既是原型的意象，也是女人的情结。荣格也曾描述女人内在的阿尼姆斯的发展阶段：赫尔克里斯—亚历山大—阿波罗—赫耳墨斯。女人的阿尼姆斯出现在梦中的时候，最初某种大力士或运动员（赫尔克里斯）的形象；然后会出现计划行动以及独立自主（亚历山大）的形象；接着会有类似"教授"或"牧师"（阿波罗）等指导意义的形象；然后是充满灵感与创造（赫耳墨斯）的形象。

② 原型与梦。实际上，所有的原型意象，都会以不同的形式出现在我们的

梦中。例如，分析心理学关于梦的研究发现，男人（特别是老年的男人）梦中的阿尼玛的原型意象更多地是一个充满青春活力的小姑娘，她属于男人的内在的创造源泉；而女人（特别是年轻的女人）梦中的阿尼姆斯原型意象更多地体现为智慧的老人的形象。原型也可能以其他象征的形式出现在我们现实的生活中。比如我们寻找怎样的异性伴侣，都可以认为是阿尼玛和阿尼姆斯原型以象征的形式在我们现实生活中的体现。因此，从深度心理学的角度分析，对恋爱的双方来说，尽管他们都会有这样和那样爱上对方的意识理由，但是决定因素是无意识的，因为这些原型意象存在于我们每个人的内心深处，不管我们是否意识到，他们都在意识特别是无意识水平上影响着每个人在两性关系中的心理和行为。

③ 两性之爱。当神把女人带到亚当面前，亚当赞美地表示说："这是我的骨中之骨，肉中之肉，可以称她为女人，因为她是从男人身上取出来的。""骨中骨、肉中肉"是人类两性之爱的真正意义，是人类有史以来的第一首情歌，咏出了阳刚阴柔的奥妙、生命孕育的意义；象征了一种责任和互依，彼此温柔亲昵，达到心灵和肉体的合一。

如果我们认同上述的说法，那么男人就要把自己爱的女人当成自己身体的一部分，爱自己的女人就像爱护自己的身体一样；女人则要把自己当成自己爱的男人的肋骨，肋骨是组成胸廓形成胸腔的重要构造，胸腔里有人体最重要的器官如心脏、大血管、肺和气管及支气管、食管、胸腺等，肋骨的主要作用是保护这些重要器官的，因此女人对自己爱的男人就要保护好他，保护好他最脆弱的地方。因为，就两性关系的实质来说，男人的父性全部是后天学习的，而女人的母性大部分是天生的，这是深度心理学对人类几百万年两性心理研究的结果。

3.婚恋两性亲密关系的沙盘呈现

（1）婚恋中亲密两性关系的基本介绍　我国最新出台的婚姻法——《中华人民共和国婚姻法》（2015）要求，婚姻要有爱情的基础。爱情可以是两性之间的，也可以是同性之间的，但是2003年我国民政部明文规定不支持同性恋的婚姻，因此我们所说的婚姻中的爱情是两性间的爱情。尽管"爱情既不能解剖，也不能下任何定义！没有任何语言能够完全描述爱情"，但是爱情的双重本质是不变的，即生理本质和精神本质。爱情的生理本质也可以认为是爱情中的性本质，即恋爱男女双方"性器官的性吸引、性冲动、性反应"以及"合适时间、合适场合的性器官的性行为"。爱情的精神本质可以从两个方面考虑：一是纯精神、纯灵魂、类似于夫妻双方笃信同一种宗教的体验；二是以爱情为基础的婚姻中夫妻双方的关系等同于一个原生家庭中有血缘关系的两性关系的总和，即爸爸和女儿、哥哥和妹妹以及姐姐和弟弟、妈妈和儿子关系的总和，特别是投射到性的亲密关系中的上述非性的亲密关系。

（2）两性关系沙盘呈现　可以在沙盘中呈现的两性关系的主题很多，以"两性相爱彼此倾心"为例，我们在实际的沙盘情境中体验感受两性关系的操作程序如下。

① 指导语（参考）。

> 处理好两性关系是我们人格成长的重要标志，在团体沙盘情境中体验和感受特别是呈现两性关系，是扩大意识容器的方法，同时也还是扩大意识容器的重要目的，是我们成长中的沙盘师必须要做好的功课。我们每个成年人都曾经有过感人至深的亲密关系的体验，这样亲密的爱的关系的感受会让我们记忆深刻、久远。

② 营造"亲密"的气氛和情境。要求培训师自己先声情并茂地讲一个自己体会最深的关于两性亲密关系（最好是爱情或者是准爱情）的实例故事，是自己的故事。这个关于两性亲密关系的爱情故事应该是真实的、培训师自己亲身经历的，因此要营造出培训现场亲密两性关系的浓烈气氛，"他（她）当时最吸引我的是×××"，让大家都沉浸在这种亲密两性关系的气氛里，让大家感觉自己正处在"他（或她）当时最吸引我的是×××，我就是因为他（或她）的这些心理特质才决定嫁给他（或娶她）"的情境中。

③ 背景音乐。可以选择一些爱情歌曲，如《你是幸福的我是快乐的》、《我今生最爱的人》、《爱情一百年》、《初恋般的味道》等中的其中一首，音量适中。

④ 两性亲密关系的沙盘呈现。

a.指导语（参考）。

刚才我分享了自己的一段亲密两性关系，现在请大家调整一下坐姿、调整一下呼吸，静心冥想1分钟，继续沉浸在这种亲密两性关系的气氛里，回忆和感受一下自己正处在他（或她）当时最吸引我的是×××，我就是因为他（或她）的这些心理特质才决定嫁给他（或娶她）的情境中（培训师这里至少留白1分钟，如果有人没有进入到冥想状态，再重复上述的话），让这种对两性亲密关系的体验和感受在脑海里生动、鲜活起来（留白约30秒），记住这种感觉和体验的生动画面（留白约15秒）。现在请大家不要交流，到沙具架里取数量不等（也可根据每组组员的多少做沙具数量上的限制）的沙具回到自己的组里，把刚才脑海里出现的关于他（或她）当时最吸引我的是×××，我就是因为他

（或她）的这些心理特质才决定嫁给他（或娶她）的内容在沙盘里呈现出来。这个过程大家都不要说话，直到所有的组员都完成沙盘呈现后开始组内交流。

b.组内交流与组间交流。组内交流完毕后开始组间交流。

按轮流坐庄原则先选出一名庄家，要求庄家结合全组的沙盘以第一人称单数讲述全组人的"他（或她）当时最吸引我的是×××，我就是因为他（或她）的这些心理特质才决定嫁给他（或娶她）"给其他组的组员听，直到所有组间交流完毕。如果组比较多，也可选择性地进行一定数量的组间交流。

如果时间允许，每个组员都轮流做一次庄家，每个庄家都要结合全组的沙盘以第一人称单数讲述全组人的"他（或她）当时最吸引我的是×××，我就是因为他（或她）的这些心理特质才决定嫁给他（或娶她）"给其他组的组员听，直到所有组间交流完毕。

c.拍照、作业等。全部交流完毕后可以拍照片，然后留作业，要求每一个坐庄的学员都要完成不少于1000字的文字资料，配上至少1张最多3张合格照片。这个过程的练习非常重要，也可以作为课后作业交代给学员。

可以按照上述的程序，在沙盘情境中体验、感受和呈现亲密两性关系的其他方面，如自己在亲密的两性关系里感觉到自己和他（她）的24种积极心理品质、消极心理品质等。

（四）神话原型心理剧及其在沙盘中的体验

1.神话心理剧

神话心理剧（Mythodrama）是由瑞士籍的荣格心理分析师Allan Guggenbühl于1999年创立的一个团体治疗的程序和一个冲突解决的方法。该方法综合了哲卡·莫雷诺的心理剧和荣格的分析心理学。其理论基础主要是荣格的分析心理学。

神话心理剧试图通过工作故事来接近来访者的心灵或灵魂，通过运用故事试图到达灵魂以及逃避心智的防御。因为故事是奇怪地隐藏着的，"暴力"、"伤害"这些话题是被允许的。探讨一些禁忌的话题变得可能，故事服务于开放的头脑，我们可以超越一般的意义和治疗师的期望来思考。治疗的惯例改变了，不是和来访者相关的治疗师在写故事，而是来访者在治疗师的帮助下发展自己的故事。通过故事我们更直接地接近了灵魂。

神话心理剧是一种将所有这些心理现象都纳入考虑中的方法，它建立在分析心理学观点的基础上，而分析心理学则将我们视作这样的存在，认为我们不仅受自身认知思想和观念的引导，而且受无意识力量的影响。这些隐藏的动机需要特殊的答案和一种特殊的心理语言，我们的无意识力量不仅仅为我们的理性思想所影响，而且对符号、隐喻和故事也会做出反应。

概括地说，神话心理剧包括以下七个阶段。

第一阶段：议题，确定主题和选择合适的故事。

第二阶段：演绎，故事人物介绍。

第三阶段：故事，讲故事。

第四阶段：想象，创造一个故事的结尾。

第五阶段：图像化，演出。

第六阶段：转化。

第七阶段：具体的改变。

2.神话原型心理剧

（1）神话原型心理剧模型　　神话原型心理剧是在神话心理剧的基础上进一步整合分析心理学和心理剧：通过神话原型意象，运用心理剧的形式和技术，在原型层面帮助人们整合"阴影"，实现自性化。

神话原型心理剧三阶段九步骤模型（图3-12）。

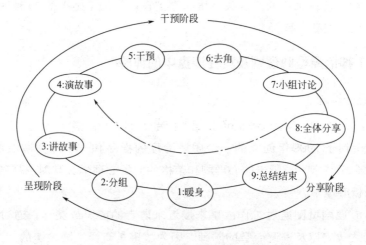

图3-12　神话原型心理剧模型图

三阶段：呈现、干预、分享阶段。

九步骤：具体过程如下。

第一步：暖身。

第二步：分组（先分两人小组）和确定主题。

第三步：抽牌，讲故事或画画。

第四步：演故事。

第五步：团体领导者的干预（处理"关系"，收回投射）。

第六步：去角。

第七步：回到小组讨论。

第八步：全体分享（包括确定的结果、领导者的再干预）。

第九步：领导者总结和团体的结束。

第一、二、三、四步为呈现阶段；第五、六、七步为干预阶段；第八、九为分享阶段。

① 呈现阶段。通过神话原型意象引发参与者的原型动力并通过讲故事与之产生联系，然后通过身体行动（表演）外化出来（心理剧），将"主角"的"阴影"、"情结"展现出来。这一阶段利用了共时性原理、投射原理。

② 干预阶段。这个阶段主要利用心理剧的角色交换、镜观技术等技术，帮助"主角"修复"社会原子"，看到并和"阴影"和解。每个剧完成之后，导演会问主角三个问题：第一，"你看到了什么？"（这个问题可以将主角看到自己的模糊感觉进一步进行确认，意识化，或曰扩大意识容器）。第二，"如果你可以和剧中的角色说一些话，你想和哪个角色说？"［引发主角和剧中角色对话的过程，运用心理剧的修复社会原子的原理，帮助主角宣泄情绪，整合自体和客体（谢佩玲，杨大和，1998），进一步帮助主角"看到"］第三，"你有什么想要改变得吗？"（这个问题必须在前两个问题完成的基础上问。当主角处理完事件中的情绪，收回投射，会对原来的冲突和事件有新的看法，所以他会想要改变剧情。这个问题也可以检测前面的沙盘干预有多大效果）。

③ 分享阶段。团体带领者运用心理分析对主角的问题作出回应，帮助参加者回到现实，回到问题，帮助观众宣泄、产生新的见解，促使参与者的现实生活产生改变。具体分两个步骤：第一个步骤是回到两人小组，互相帮助找到自己问题的答案；第二个步骤就是心理剧中最后的分享环节，大家坐成马蹄形，主角和导演在缺口处，大家纷纷上来表达自己的感受，并遵循"不评价、不解释、不分析、不判断"的原则。

（2）神话原型心理剧模型和神话心理剧的比较

① 由"谁"讲故事的结果不一样。神话心理剧之环是从一个现实的问题（Issue）开始，经过讲故事、演故事（或画画）到转化（Transfer）到现实的改变（Concrete Change），经历一个从意识到无意识再到意识的过程。神话原型心理剧也沿袭了神话心理剧这个原则，制订了三阶段九步骤的流程。但是神话心理剧是老师讲个故事，而神话原型心理剧允许自己讲故事，老师讲故事相当于老师带着你到海里游一圈，老师指什么你看什么。神话心理剧可以想象为老师带你到无意识海洋里一个固定的相对安全的航程旅游一番；而神话原型心

理剧模型里讲故事的部分不局限在带领着讲故事，可以是参与者讲故事也可以是带领者讲故事，一般来说是参与者讲故事，这样可以让参与者的无意识得到更多的投射机会，得到更多的呈现机会和疗愈机会！而自己讲故事相当于老师陪你到海里，去哪里去由你自己决定。可以理解为老师陪你去探索了一番，关键时刻还在"海里"给你做了个"小手术"，帮你和海怪较量了一番，然后再陪你回来。

② 故事的内容不一样。神话心理剧是神话原型心理剧模型的基础，神话原型心理剧模型来源于神话心理剧。神话原型心理剧模型首先将讲故事的部分限定在神话意象和神话故事，神话心理剧里讲故事可以讲历史故事、童话故事等，但神话原型心理剧模型必须是神话故事，因为神话是离原型最近的表征，所以这样就保证神话原型心理剧模型在原型的层面工作，而且也符合中国人对神话心理剧的期待！

③ 加强了干预。神话原型心理剧的干预部分（对应神话心理剧的转化部分）重点使用了心理剧的技巧，比如角色交换、镜观技巧等。神话心理剧相应的部分重在领导者带领，通过自己深厚的分析心理学功底不断地解释，坚持不懈地带领、启发，而神话原型心理剧通过心理剧的技术带领的成分大于分析心理学解释的部分，分析心理学解释的部分在分享环节更多一些，但是比重也比神话心理剧的少一些。

3.神话原型心理剧和沙盘心理技术的关系

神话原型心理剧与沙盘心理技术都强调原型的治愈力量，它们有异曲同工之处。神话原型心理剧是把一个空间（教室）当舞台，导演、主角、辅角，在一个神话故事情境下互动起来，解决一个个问题。而如果这个空间（教室）转换为沙盘，我们把沙盘作为一个表演的舞台，把每一个人的问题及故事先呈现出来，导演就如同沙盘师，主角就如同来访者，辅角（图片）就如同原型沙具，在一个神话故事情境下让沙盘这个小舞台开始活起来，开始说话，全部互动起来（区别于沙盘心理技术中沙盘师的无言陪伴）。故事本身和团体相当于提供了受保护的自由空间，所以在此意义上也可以把神话原型心理剧看作是"活了的沙盘心理技术"，也可以称它为"真人互动沙盘心理技术"。

原型在沙盘心理技术中的每一次操作都在起着治愈作用，但没有像神话原型心理剧这样集中突出原型素材。在高级二班培训中，成长中的沙盘师完全可以借助原型沙具，把原型沙具作为故事角色与故事素材，创作一部神话原型心理沙盘剧。在沙盘中由沙盘师营造出自由与安全的保护氛围，加强原型的治愈作用和意义。

4.神话沙盘剧的体验与操作

我们已经介绍过神话原型心理剧的内容，原型在沙盘心理技术中的呈现所具有的治愈意义是相当重要的。在此，我们借助神话原型心理剧的模型进行沙盘操作与体验，并体验与操作加强和沙盘神话原型的治愈作用。

（1）分组，倾诉问题

【指导语（参考）】：一个沙盘小组内再分组，最好两人一个小组，分为A和B。二人分别先说自己的问题，当一个人说问题时，另一位请倾听，不做任何评价、建议、解释等，只倾听。我们给每人10分钟时间。

（2）摆沙盘讲故事

【指导语（参考）】：通过刚才A和B分别陈述问题后，我们静默3分钟，把你刚才的问题在头脑中再过一遍，感受一下。大家也试着把你的问题用神话的方式，如"很久很久以前……"来表达。

（3分钟后）请大家到沙具架前拿不限数量的沙具，其中要有原型类沙具，回到沙盘小组后在沙盘里表达，不要讲话。等小组内所有成员都在沙盘中表达完毕后，小组的每一个人轮流来讲自己的故事，这个故事的开头统一为"很久很久以前……"。

（3）讨论主题并整合

【指导语（参考）】：根据小组每一个人的故事，小组内讨论一个主题，这个主题故事仍然以"很久很久以前……"为叙事方式。根据你们小组的主题，可以再增加或减少沙具数量，直到满意为主。

（4）演出主题故事

【指导语（参考）】：请根据你们的主题故事，在小组确定主角与其他辅角，一会儿每一个小组要做主题表演。每次小组表演时间不超过10分钟。

（如果时间足够，小组内可以每一个人都做一遍主角表演一遍。）

（5）小组内分享感受

①"你看到了什么？"；②"如果你可以和剧中的角色说一些话，你想和哪个角色说？"；在前两个问题都完成后，我们再进行第三轮的分享；③"你有什么想要改变的吗？"，可以提出自己的改变画面的想法，如果大家都同意，可以进行画面的改变。

（如果改动较大，可以考虑再进行一遍表演。）

（6）去"角"仪式

【指导语（参考）】：小组中的每一个人都担任过主角与辅角，这可能会在扮演过程中产生移情、反移情。为了把移情与反移情降到最低，恢复边界，我们要设置一个仪式：从第一个主角开始，其他辅角走到主角面前说，"我是某某某（自己的名字），不是你剧里的某某某"。每一个辅角说完后，主角要重复辅角所说的话，并正式地握一下手。这一环节是非常必要的，这一仪式性的行为帮助我们从剧情里脱离出来，回到现实。

（7）回到AB小组内讨论

【指导语（参考）】：请再重归最开始的A、B二人小组。A与B要分别讨论在刚才神话沙盘剧表达与故事表演过程中，自己的问题是否找到了解决途径。在分享过程中，B与A、A与B也可以分别谈谈从自己的角度来审视对方问题的解决方法。

（8）请大家谈感受　请大家谈谈感受，在神话沙盘剧表演过程中，自己的感受是什么？从中感悟到了什么？（如果参加学员较多，可以请几个同学谈谈，如果人少可以请每一个人谈谈。）

（9）培训师总结　培训师从原型在沙盘心理技术中的作用进行总结。

五、体验式团体沙盘心理技术在各行业的应用

沙盘心理技术有三大功能，即心理治疗、心理健康、心灵成长。心理健康是一切健康的基础，而每一个人都需要心理健康与心灵成长。我们的心理学工作者有义务为大多数服务。沙盘心理技术的工作特点，为我们进行团体心理健康工作提供了可能。几年来，我们探索出有中国特色的、以体验式团体沙盘心理技术的方式，进行心理健康教育与心灵成长教育，面向大多数人使大量闲置的沙盘设备应用起来。

（一）在教育系统的应用

体验式团体沙盘心理技术在学校应用特别广泛，一方面可以解决个别学生成长发展中的问题，以及因情绪困扰或方法不当而导致的学习困难问题；另一方面可以解决个别学生因家庭教养方式不当等原因引起的亲子关系等问题。同时，也可以通过团训的方式对学生团体进行心理健康教育，对教师团体进行心理减压及心灵成长，辅助学科教学，进行家长教育等。

很多学校的教师在学习体验式团体沙盘心理技术之后，结合自己的实际工作，把这个技术创造性地应用在自己的工作中，收到了非常好的效果。

1.把体验式团体沙盘心理技术作为学生的选修课程

很多幼教、师范类学校（专业）通过实践认识到为学生开展这方面的课程

十分有意义，他们未来担负着教育教学工作，因此提高他们的心理健康水平十分必要。一般课时为28 ～ 32学时，每周2 ～ 4学时，8 ～ 16周结束课程。课程结束后，从中选拔优秀的学生作为志愿者，这些志愿者在课后或者在给下一年级的学生上沙盘课时作为陪伴者进入沙盘团体小组。参与此项目的老师普遍反映，这样的做法既能让学生熟悉了沙盘心理技能，更能引发下一年级学生浓厚的学习兴趣。

2.把体验式团体沙盘心理技术课作为常规心理健康课

学校的心理健康及相关的教育课程一直都是各级学校很重视的内容。在接触体验式团体沙盘心理技术以前，教师们根据学生的年龄等特点以心理剧、团体辅导、内容讲授等形式完成心理健康教学任务。有了体验式团体沙盘心理技术后，有条件的学校可以在一个教室里放置多个沙盘，教师们按教学计划对每一个班级心理健康课都以团体体验式沙盘的形式进行，让孩子们在游戏中释放不良情绪，掌握正确的认知，学会从不同角度看问题，加强同伴关系，增加彼此信任，从而提高学习兴趣，提高人际交往能力、抗压能力、创造能力等，和学习成绩有密切关系的注意力、记忆力、想象力和创造性解决问题的能力等都有很大提高。

也有一部分学校把体验式团体沙盘心理技术作为学生团体课程内容之一，一个学期里每一个班级都会有几次这样的团体课程。也有一部分学校把体验式团体沙盘活动作为校本课程，进行有效的心理健康教育和实践教学工作。

3.语文、思想品德等课程的辅助教学

很多中小学教师把体验式团体沙盘心理技术作为学科教学的辅助手段，用于自己的日常教学中。如小学低年级的看图说话、看图作文的写作教学，语文的单元教学等，根据每一个单元的课程内容，有不同的团体沙盘设置。通过沙盘辅助教学，孩子们对字词理解更快，课文背诵更流畅，作文写作内容更加丰富多彩了，写作能力大大提高了。

还有的教师以团体体验沙盘形式进行思想品德课的教学。教师通常以一些正能量的主题带领学生进行小组主题沙盘，使思想品德课生动有趣，让参加此课程的同学们都受到极大的触动，很容易把道德规则主动内化为他们自己的个人心理品质即品德。

4.采取结构式团体或非结构式团体的形式开展各种沙盘小组活动

绝大多数教师开展的团体沙盘工作，都是以结构式团体或非结构式团体的形式进行沙盘心理技术工作。老师们有许多不同目标的学生沙盘工作小组，如促进后进生的转化、让优秀学生更优秀、幼小衔接、班级管理、遵纪守规、同

伴友好，等等小组。工作的目标不同，老师们制订的沙盘工作操作方案也会有所不同，这样的针对性很强的沙盘工作方案会收到更好的效果。老师们在制订方案时，都会给各个小组冠以能体现更加积极心态的名字，如"最具成长组"、"优上加优组"、"最有希望组"、"小先生组"、"淑女组"、"友谊组"等。去掉标签的孩子们，快乐地融入沙盘小组活动中，心理成长非常快。

5.为教师团体进行减压及心灵成长

中小学的教师不仅有繁重的教学任务，还要面对学生、学生家长及自己家庭的多样问题，还有自己的业务、个人心理成长等，压力非常大。缓解教师的压力，让每一个教师快乐了，学生们就能在良好的氛围中学习、成长了。如何缓解广大教师的压力，是学校管理者目前面对的管理难点之一。因而，学校的心理老师也担负起了为教师团体减压的工作，使他们能够以阳光的心态进行有效的教育教学工作。我们通过大量的实践证明，以体验式团体沙盘的形式对教师群体减压，关注他们的心灵成长是非常有必要的，并且也是可行的。我们在实践中感受到教师的个人心灵成长非常重要，对他们在学校的工作和在家庭的生活都有积极的促进作用。

6.辅导个别学生的抑郁症、自闭症、多动症等问题

针对学校中被专业心理医生确诊为抑郁症、自闭症、多动症等问题的个别孩子，在心理医生的药物和心理治疗的基础上，通过和这些心理医生的密切合作，学校的心理健康老师用沙盘心理技术以一对一的工作方式，对这些孩子进行心理辅导，取得了非常显著的效果。

7.将体验式团体沙盘心理技术拓展到学校里的家长学校

家长教育也是学校教育的重点工作之一，以往许多学校尝试请专家讲座或是学校教师们组成讲师团来开展家长学校的工作，但很多家长们参与的热情并不高。因为信息社会环境中的家长们并不缺乏家庭教育知识，他们更希望在家长学校的活动中能得到把这些知识真正用于自己亲子教育实践上的机会。为此，许多学校一改过去的讲座式教育，把体验式团体沙盘心理技术的参与、体验、感悟式教育引入了家长课堂。在与孩子的共同"游戏"中，家长对待孩子们的态度发生了改变，突出表现在以前他们在不和谐的亲子关系里强调的都是孩子们的问题，通过数次的和孩子们共同体验团体沙盘游戏，对于亲子问题的原因他们开始向自身内去寻求，开始发现自己的问题，从而激发家长们改变自己的愿望。家长们渴望成为好家长，为孩子创设更优良的家庭教育软环境。

8.为教师们的课题研究提供思路和方法

体验式团体沙盘心理技术在学校内广泛、深入的应用，也为教师的教学科研带来了新的视角，提供了新的思路和方法。很多教师把体验式团体沙盘心理技术作为干预手段，对学生的各种和心理有关的问题进行干预研究，如用体验式团体沙盘心理技术解决学生同伴关系、考试焦虑、个人成长等问题的研究。事先做好科研规划，控制无关变量，进行有计划、有目的的科研活动，取得了非常好的研究成果。

（二）在医疗及妇幼系统的应用

深度心理学的研究表明，一个人心理是否健康与其生命早期如胚胎期、婴幼儿期的环境与教育有很大的关系。2012年的我国妇幼系统的调查研究结果显示：新生儿出生缺陷率为13.5% ～ 15.5%，其原因与母亲在孕期长期的情绪不安有很大关系；产后抑郁症的发病率在15% ～ 30%，通常在产后6周内发病；再次妊娠则有20% ～ 30%的复发率。西方医疗界的统计数字显示，50% ～ 75%的女性都将随着孩子的出生经历一段产后抑郁症状。据不完全统计，近年来我国至少有3000万到5000万的儿童存在严重的心理问题，这些心理问题严重影响了他们的正常学习、生活甚至未来的前程。

妇女儿童的身心保健是一个国家卫生保健的重点，妇女儿童的健康水平代表着人口的总体健康状况。健康，不仅是身体健康，更包括社会适应特别是心理健康。随着社会的发展与进步，竞争环境给人们带来了许多压力，心理健康问题越来越突出。心理问题并不是靠生物医学模式能够完全解决的，需要我们采取综合的医学模式，即生物—心理—社会模式来综合解决。而从女性孕期开始、到一个人的成长发展，既离不开多元化社会因素的影响，更离不开心理因素的影响。因此，妇女儿童的保健正是综合医学模式（生理—心理—社会模式）最好的实践场所。为此，我们用体验式团体沙盘心理技术探索在以下几个方面应用于妇幼保健系统。

1.沙盘心理胎教

怀孕是一个特殊时期，生理上的变化都会引起心理的不安，很多孕妇在心理上并没有做好准备，因此在母性心理能量不足的情况下，许多孕妇在照顾生理的胎儿同时，就照顾不了她们自己心里的那个儿童，具体表现为这些孕妇在孕期的情绪经常波动，甚至会有很大的波动。这种波动的情绪会直接负面影响胎儿的成长和发育。因此，保证孕妇在孕期的情绪稳定是优生优育的重要保障。在妇幼保健院、产前护理中心等，我们以团体或个体方式开展沙盘心理胎教，招募准父母一起来进行沙盘心理体验，既为孕妈妈们进行了情绪调节，也为准父母们在不久的将来担当妈妈、爸爸的角色提供了积极有效的帮助。在体验式团体沙盘互动中，准父母们共同学习了如何做好丈夫、好妻子，如何做好爸爸、好妈妈。体验沙盘活动的准妈妈说，参加了几次沙盘体验后，不良情绪得到释放，内心的小女孩得到关爱，有足够的心理能量来做好母亲了。很多参与沙盘活动的准爸爸说，以前陪妻子来保健院做医学检查是一项不得不完成的任务，通过几次沙盘活动后让自己一下子觉得应该做个好老公、多陪伴怀孕的妻子，要承担起做爸爸的责任了。

2.家庭亲子关爱沙盘

父母给予婴幼儿阶段孩子的影响却是伴随孩子终身的，没有人天生就会做好父母，也没有一个机构为"新入职的父母"进行"职业"培训。因而我们特为婴幼儿家长开设"家庭亲子关爱沙盘"，体验式团体沙盘心理技术成为"新入职的父母们"非常好的成长媒介。在体验式团体沙盘心理工作中，几个家庭在一起，幼儿园、小学低年级的孩子们和他们的父母进行心灵共同成长的同时，也学会相互尊重、关爱、沟通，为成为合格的、智慧的父母奠定一个良好的心理基础。

3.新妈妈沙盘成长班

随着独生子女走进婚姻殿堂并成为新妈妈的人数越来越多，在"呵护"中长大的这批独生女们还没有完成从"乖乖女"角色进入"新妈妈"角色的转变，因此成为新妈妈后她们的焦虑、烦躁、抑郁等因心理问题渐渐显现。为此，我们组成"新妈妈沙盘成长班"，对于产前负性情绪指标较高的孕妈妈，在妇幼保健院、月子会所等处建议她们在产后继续进行沙盘心理干预，建议负性情绪指标不高的新妈妈也来成长班中学习，以团体或个体的形式在沙盘成长班进行孕期负性情绪的调整以及产后抑郁等的干预处理，努力学习做一个好妈妈。

4.问题儿童的沙盘干预

用体验式团体沙盘心理技术解决孩子的抑郁症、自闭症、多动症等心理问题。每年的4月2日是世界自闭症日，在2015年4月2日的世界第八个自闭症日，由中国妇幼保健协会主办的第二届"自闭症儿童诊断与治疗培训班"，共有来自全国21个省、市、自治区的近百名代表参加，可见对于自闭症等儿童问题的关注已达到很高的程度。参加会议的代表来自多个和自闭症有关的研究和干预领域，如脑科学领域研究自闭症儿童的脑电、成像、神经递质等，医学心理领域研究儿童自闭症的早期诊断和早期干预以及综合临床治疗，还有各类的教育机构开展的针对自闭症儿童的家庭和社区教育辅导等综合教育。2014年和2015年由中国妇幼保健学会主办的自闭症年会都邀请了沙盘心理技术专家参加并在大会上发言，介绍沙盘心理技术在干预儿童自闭症案例中的应用，并开办工作坊培训体验式团体沙盘心理技术，着重强调体验式团体沙盘心理技术的理念、工作原则、技术流程以及在自闭症个案应用中的经验。现在多家妇幼保健院开展自闭症等问题儿童的早期发现、早期干预等项目，也有北京房山妇幼保健院、北京丰台妇幼保健院、吉林省妇幼保健院、辽宁大连妇幼保健院、广东珠海妇幼保健院、广东惠州妇幼保健院等多家妇幼保健院建立沙盘室并采纳沙盘心理技术对自闭症、多动症、抽动症等进行干预治疗，取得了非常好的效果。同时也通过团体沙盘的形式为自闭症等问题儿童的家长提供解压与疏导的帮助，让他们调整身心；通过家庭沙盘的形式，让父母以及其他家庭成员和孩子们一起参与到沙盘里，让家长们在和孩子的共同游戏中更好地了解、尊重、接纳、陪伴和关爱孩子，并把这些在家庭沙盘游戏中学习到的对孩子的尊重、理解、信任、接纳、支持和关爱的理念和具体做法体现在现实生活里，能更好地养育这些孩子们。

5.退休阳光沙盘班

对更年期女性及患有其他妇科疾患的女性，在临床药物治疗的基础上，我们利用体验式团体沙盘心理技术对她们进行心理康复干预，使她们在团体的游戏中重新寻找童年的积极和快乐，重新建立对未来生活的信心，以更加饱满的阳光心态投入到自己的现实生活中。

6.医务人员职业减压及个人成长

利用体验式团体沙盘心理技术对妇幼系统的医护人员进行减压和个人成长活动。妇幼的医护人员女性偏多，她们的家庭事务、个人的专业和心理成长需要以及繁忙的工作集结成一个庞大的压力源，严重影响着她们工作态度及工作热情和精力。因此，以沙盘团训的方式定期为妇幼以及其他医疗系统的医务人员减压，通过释放不良情绪来减轻各种压力，让她们以更加饱满的热情和旺盛的精力投入到工作中。同时，通过减压活动，医务人员也对沙盘有了基本的认识，会对妇幼保健院开展沙盘工作起到了一个积极的宣传作用。

各个妇幼保健院的沙盘室或沙盘中心也逐渐成为周边辖区的心理卫生健康中心。在整个辖区内有许多企事业单位的员工，更有众多的居民，对他们进行心理健康服务是心理工作者应该承担的社会责任。许多妇幼保健院已经开展了这项沙盘心理专业活动，在沙盘专业工作者的努力下通过团体和个体沙盘相结合的形式为保健院赢得了良好的社会效益和经济效益。

7.其他疾患的心理干预

沙盘心理技术的应用研究证明,对于心理因素产生的心身疾病,如进食障碍、睡眠障碍、性功能障碍、哮喘、消化功能等有非常好的干预效果;同时对重大疾病患者术前术后的心理调适也都显现出心理干预力量。

8.为医护人员的课题研究提供思路和方法

和普通医院的医护人员一样,妇幼保健院的医护人员在完成繁重的医疗任务的同时,也承担着大量的临床科研工作。体验式团体沙盘心理技术的应用效果非常显著,为妇幼系统医护人员的科研工作带来了新的视角和方法。把沙盘心理技术作为一个心理干预手段,在解决孕妇、产妇的心理问题以及医护人员的个人成长、更年期及癌症心理康复等问题的研究方面越来越受到妇幼系统专业人士的重视,已成为妇幼系统科研人员进行有计划、有目的科研活动的重要内容之一,取得了非常好的研究成果。

(三)在公安、司法监管等系统的应用

服刑人员在长期的监管改造生活中,最易受困扰的是情绪问题,他们是心理疾患和心理危机的高发群体,狱内人际交往不良、家庭关系、改造压力等都容易产生情绪困扰。社区矫正人员(对象)也需要进行心理调适和矫治。因此,公安、司法监管部门特别重视引导服刑人员和社区矫治人员进行心理调适和矫治,调节情绪,矫正其不正确的认知方式和行为习惯,消除不良心理,促使服刑人员、被监管人员以积极的心态投身于改造生活,重塑其人格,早日获得新生。只要我们深信并挖掘、调动他们人格中的原本就有的积极心理品质,治愈与转化就可能实现。我们利用沙盘心理技术进行干预,让服刑人员与社区矫正人员在游戏中找到"回家"的路。

1.针对公安、司法监管工作人员的培训和减压

心理矫治现在已成了司法监管系统对改造和监管对象使用的重要方法,越来越受到业内人士的重视,在全国范围内有相当数量的监狱、看守所、管教所、社区监管部门都配备有沙盘设备。体验式团体沙盘心理技术以其体验性和团体性特别是强调治愈性而受到欢迎。最近几年,体验式团体沙盘心理技术培训团队承担了由公安部司法监管部门组织的全国司法监管系统的心理专业人员集中培训,每年一次,每次三天,三天时间里全部采用体验式团体沙盘心理技术培训,我们的努力目标是通过几年时间的培训和培训后的督导等服务,让司法监管系统的限制沙盘设备用起来,让沙盘心理技术在司法监管系统深入、广泛、持久开展,让体验式团体沙盘心理技术为监狱服刑人员和社区监管人员的

心理矫治作出贡献，让他们早日成为和谐、幸福社会中的成员。

公安、司法监管系统的工作人员长期从事和各类犯罪和服刑人员以及在社区监管人员打交道的工作，身心疲惫的程度可想而知。在给他们进行心理专业培训的同时，利用体验式团体沙盘心理技术给他们进行团体减压，可以让他们疲惫的身心得到很好的恢复，让他们能以积极阳光的心态加上专业的心理技术和方法来开展本职工作，促进司法监管系统的心理专业的矫治工作更深入、持久、广泛进行。

2.对服刑人员及社区矫正人员的心理干预

以体验式团体或个体沙盘的方式对服刑人员、社区矫正人员进行心理转化，激活他们内在的天理和良知，让人类的24种积极心理品质在他们身上更多地呈现。我们相信每一个人都有良知，每一个人都有能解决自己问题的能力。通过体验式团体沙盘技术，让每一个服刑人员及社区矫正人员把自己的天理、良知、积极心理品质调动出来，促进自己的改造与转化，成为和谐、幸福社会的成员。

3.为服刑人员及社区矫正人员的家属进行心理辅导

在服刑人员及社区矫正人员改造与转化的过程中，如果他们的家属能够多理解、多尊重、多信任特别是能多支持、多包容、多关爱他们，将起到非常重要的转化和治愈作用。现实生活中，家属们因"家里有这样一个人"令自己在生活圈子里遭受了很大心理压力甚至还要承受各种歧视，这会使他们有可能不愿意参与到这种改造和转化工作中。我们利用体验式沙盘心理技术以团体或个体的方式对服刑人员及社区矫正人员的家属进行沙盘心理技术干预，很好地调整了他们的心理压力，促进了家庭成员间关系的和谐，对促进服刑人员及社区矫正人员的改造与转化起到了积极的作用。

4.为公安、司法监管系统工作人员的课题研究提供思路和方法

随着心理矫治在司法监管系统的深入、广泛应用，心理学的理论、技术和方法也越来越多地被司法监管系统工作人员进行应用型课题研究时所采用。沙盘心理技术作为一种非常有效和实用的心理矫治技术，最近几年越来越受到包括司法监管系统在内的心理工作者的重视，被广泛地应用在矫治罪犯的严重心理问题等研究上。

（四）在企事业管理及EAP中的应用

一名企事业单位的员工不仅是单位中的一员，更是一个社会的人，他在工

作单位的时间内是否能够全身心地投入到本质工作中，不仅取决于他的敬业程度，也受工作以外事件的影响。一个人会受工作、家庭、人际、成长、身体等各方面压力的影响，而家庭的影响是一个人压力的重要来源点。如果他不能很好地处理压力特别是来自家庭压力带来的负性情绪，他就可能会在工作中"人在曹营心在汉"，工作有可能出错，或是工作拖拉，不仅影响他自己，更影响一个团队。而把体验式团体沙盘心理技术应用于企事业EAP中，能发挥其强大的心理健康治愈功能，促进团队的沟通、和谐。我们已经开展的4～16学时的培训项目包括沙盘减压、沙盘感恩培训、沙盘凝聚力提升、沙盘领导力训练。

1.以团体或个体方式为企事业员工减压，促进心理健康，培养阳光心态

企事业的一线员工工作紧张，生活的压力也很大，能够让他们通过"游戏"的治愈作用，在团体游戏中放下所有的负担，快乐互动、快乐体验、快乐成长。通过连续的体验式团体沙盘游戏，员工们的心态更加积极，看问题的角度也更加多元，对待周围的人与事也更加理解、接受和包容，也更能处理好工作与家庭的关系，以便能全身心地投入到工作中。

2.通过给员工家属福利，协调员工家庭关系，促进家庭幸福，减少员工后顾之忧

体验式团体沙盘心理技术不仅能帮助企业员工，更能帮助员工家属。玩，是孩子们的天性，每一个家长都希望孩子们健康、快乐地成长；而我们又不是天生的好父母，所以通过"家庭沙盘"去帮助员工家庭，通过家庭沙盘既帮助了孩子们消除不良情绪，提高了学习注意力，同时也帮助了家长成长为合格的父母，使亲子关系更加和谐。

3.体验式团体沙盘技术成为企业EAP的重要内容，为企业EAP拓展工作空间

通过体验式沙盘心理技术团训可以对企事业员工进行心理健康教育，同时也可以进行一对一的员工心理咨询与辅导。通过一对一的沙盘心理技术工作，可以解决个别员工的心理和行为问题，如危机处理、职业生涯困扰、婚姻家庭问题、健康生活方式以及由法律纠纷、理财问题、减肥和饮食紊乱等引起的心理问题；通过沙盘心理技术向员工提供个别、隐私的心理辅导服务，以解决他们的心理问题，使他们能够保持较好的心理状态来生活和工作。

4.利用体验式团体沙盘心理技术进行企事业团队建设，增强团队凝聚力

企事业单位的工作任务往往是需要团队合作才能完成的。因此，加强团队的协作能力是每一个企业管理者的工作重点。体验式团体沙盘强调的就是以游戏的心态积极、认真、用心参与，在游戏中会加强团队的沟通、理解、协作，

使团队在短时间内就能达到一个很好的融合，且这种融合会持久地进行下去。同时，也可以利用沙盘心理技术进行企事业单位新员工融入集体的团队训练。

5.为企事业单位的相关工作人员的课题研究提供思路和方法

将沙盘心理技术用于企事业人力资源管理等问题的研究，可用于企事业选人、育人、用人、留人的各个环节。

（五）在社区及家庭中的应用

家庭是社会的细胞，促进婚姻家庭的和谐就是促进社会的和谐。我们利用体验式团体沙盘心理技术走进社区的家庭，以促进婚姻、家庭幸福，提升社会和谐度。

1.以团体或个体方式在社区为家庭、女性群体、青少年群体、老年人群体、其他特殊群体等进行心理辅导、干预

社区是家庭的集聚地，家庭成员有一大半时间是在社区中生活，因此，我们在社区中利用体验式团体沙盘心理技术广泛开展幸福教育，如"幸福女孩沙盘班"、"女性修养沙盘班"、"银发心理健康沙盘班"、"特服暖心沙盘班"、"幸福家庭沙盘班"等。

2.通过家长课堂，让有兴趣、有能力的家长在督导下开展"居家沙盘"，促进全家的和谐、健康

孩子的教育问题是婚姻中的大问题，但我们很难找到一门让父母成长、教育父母使之成为好父母的课程。一般都是当孩子出现问题时父母们才知道寻找帮助，因此，通过沙盘心理技术让孩子成长的同时，也让家长们在这样的"游戏"活动中成长是一个非常好的思路和方法。体验式团体沙盘心理技术强调的沙盘工作过程是"以游戏的心态积极、认真、用心参与，带着关爱陪伴、守护、关照，耐心'倾听'和等待（静待花开！），默默欣赏，用心感受，必要时真诚分享"。因此，家长如果能在"沙盘家庭亲子导师"的督导下遵循这样一个工作过程，完全可以开展"居家沙盘"。

3.经常举办"家庭沙盘公开日"，使更多的人接纳沙盘游戏，在游戏中不断成长

为了让更多的家庭了解沙盘心理技术，并从中得到提升，我们在社区、学校等开展"家庭沙盘公开日"活动，让更多的人了解"沙盘游戏"，通过身心放开地"玩"来了解沙盘的功能，了解家庭的互动模式，了解孩子的天性，并从中得到启迪和收获。

4.带动家庭和谐，以促进社会大和谐

新生一代中的离婚率日渐高企。结婚时的宣誓在离婚决战时都成了泡影，离婚对夫妻双方及孩子都是一个沉重的打击，对每一个人的身心都起到负面的影响。因此，如何处理婚姻问题也成为社会一大问题。我们通过夫妻沙盘，让夫妻双方在这种互动的游戏中发现自己的问题，深入了解彼此的真实想法，从而理解、包容、支持，让"爱情"接受了一次洗礼，让"炽爱"在这样一个"游戏"中复苏，夫妻爱意更浓，情感有了更多的升华。

5.为政府部门培养专业人才

民政、妇联、青少年保护等政府部门需要大量的有爱心、懂专业的人才来实施具体的和心理关爱有关的行动，以便把政府对民众的该承担的责任和义务落实到位，因此培养能胜任使用体验式团体沙盘心理技术完成上述工作的系统内社工、妇联工作人员、青少年工作者是非常必要和急需的。通过把体验式团体沙盘心理技术面向民政社工、妇女干部、青少年工作者等群体进行培训，使他们掌握此技术的基本理念和基本操作，能让这些政府工作者把自己的责任和爱心结合心理专业应用于自己的实际工作中，为广大的人民群众服务。

（六）在心理专业咨询与培训机构的应用

心理技术层次不多种多样，而体验式团体沙盘心理技术却能成为不同治疗取向治疗师经常应用的一个技术。

1.针对儿童的适应证进行干预

以团体或个体的方式，进行学习能力训练，解决孩子多动、注意力不集中、学习无动力、拖拉、厌学、考试焦虑甚至辍学等。

针对孩子的情绪问题、人际问题、性格问题进行个别辅导与团体辅导；同时，也针对一些包括自闭症、多动症、抽动症、缄默症、恐惧症等心理问题进行干预。效果显著。

我们现在研发的课程有沙盘快乐学习综合训练班、沙盘口才训练班、沙盘国学班、沙盘写作能力训练班、沙盘考前焦虑减压班、沙盘人际能力训练班等。

2.针对不良的亲子关系和婚姻家庭

以团体的方式，我们通过家庭亲子沙盘班、夫妻和谐沙盘辅导班、智慧父母综合训练班、特殊儿童家长沙盘辅导等，改变了家庭动力，使家庭更加和谐。

也针对成人的心理问题，如社交人际障碍、情绪障碍、抑郁、恐惧进行

干预。

3. 用于心理咨询师个人成长

70万心理咨询师的个人成长一直困惑着培训机构及咨询师个人，而使用体验式团体沙盘心理技术后，使心理咨询师个人成长有了思路与方法，同时促进了咨询师的人格不断完善。我们已经进行的"沙盘心理技术与心理咨询师个人成长班（连续）"的培训，得到了广大培训机构与参训的心理咨询师们的好评。

4. 应用于危机干预中的应急晤谈（CISD）培训

近年来，突发事件（自杀、非正常死亡、突发事件、面对家庭变故等）频发，当事人、周围的人甚至老师与同学、家长、亲属都会被该事件冲击，心理创伤较大，处理不好会影响终身。我们通过突发事件应激晤谈技术的培训，使咨询师们再面对突发事件时，有了更好的准备与应对方法。

使用体验式团体沙盘心理技术突破了语言障碍，可以非常形象、具体地反映面对突发事件时的心理状态，从而我们通过沙盘操作设置，让心灵重建，找到解决问题的方法。

借助"天津港"事件、深圳光明事件等突发事件应对技巧的启示，我们为心理志愿者应用体验式团体沙盘心理技术提供了应急晤谈（CISD）培训，使他们在一线工作有了抓手，达到预期效果，受到相关部门的好评。

5. 专项辅导师培训

随着体验式团体沙盘心理技术的应用，我们通过专业的讨论，一些应用项目已经达成共识，并有了相对成熟的操作标准。因此，我们进行了"沙盘家庭亲子导师"、"居家沙盘辅导师"、"企事业团体沙盘训练师"、"沙盘心理胎教辅导师"、"沙盘室营销训练"等招生与培训。以及以体验式团体沙盘心理技术的为主训练的"研修班"、"培训师班"等。深受广大沙盘工作者的欢迎。

体验式团体沙盘心理技术是本土化开发与应用，我们相信体验式团体沙盘心理技术一定可以在中国深入、广泛、持久地应用下去。

六、高级二班课后要求及思考题

（一）课后要求

1. 个人成长要求

① 完成付费个人体验12小时以上；
② 完成付费团体体验12小时以上；

③ 参加付费网络督导12小时以上；

④ 参加付费个案督导6小时以上。

2.个人工作要求

① 完成一对一个案累计20小时以上，其中至少一个个案连续累计12小时；

② 完成团体个案累计20小时以上；

③ 收费个案累计20小时以上，其中至少一个个案连续累计12小时。

（二）课后思考题

① 说说你对影响自己主人格结构稳定的两个重要次人格的了解，以及它们是如何整合的。谈谈你对自己其他重要"情结"的了解和整合情况。

② 什么是阴影？你了解自己阴影的意义是什么？你了解和觉察自己的"阴影"吗？在沙盘情境中你是如何面对自己的"阴影"的？请举1～2个实例说明。

③ 谈谈你对自性化的理解如何？通过你的沙盘体验来谈谈沙盘情境中你的自性化发展过程。

④ 你是如何把沙盘中自性化的发展与自己的事业和婚恋家庭结合的？

第四章

答惑解疑与沙盘师的成长感悟

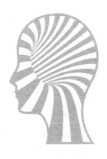

Chapter 04

任何一项技术的学习都是一个从不会到会、不断训练的过程。在传统技术行业里，师傅带徒弟一般都需要三年时间的不断操作与体验。而沙盘心理技术是针对人的工作，学习与成长过程，必定会更加艰难与复杂。一个成长中的沙盘师在不断的体验与操作中敢于提出问题，善于反思与觉察，就能获得比别人更多的成长机会。

一、直面问题，答惑解疑

督导师：曲云霞、邹萍等

1.沙具比较少，很多自己想要的东西都不得不用其他代替，就很不形象，总觉得少了点什么，怎么解决？

遇到这样的问题是很正常的，一个沙盘室的沙具再多，来访者也有可能找不到自己理想的沙具。遇到此类问题，可以考虑参考以下解决办法。① 看看能否在现场找到代替的沙具。② 看看能否在现场自己利用一些基本原材料制作沙具。这提示我们尽量让自己的沙盘室有更多的可以制作沙具的原材料和其他条件（现在有很多沙盘师自己制作的沙具已经形成产业链了）。③ 平时尽可能多地收集沙具。④ 来访者可以经常把自己喜欢的、常用的沙具带在身边，这样每次做沙盘时都可以用上了。我们有一个沙盘师，每次都会把自己喜欢的沙具拿小筐装好端到沙盘室，有时她的来访者也会用到她喜欢的沙具，她说这时她感觉似乎能够与来访者的心灵走得更近。

2.关于一些沙具的象征意义，有专家非常重视对来访者沙盘中沙具的分析、解释和评估、判断；也有专家建议说让我们自己先去感受、体会这些沙具，然后必要时再去书上查看这些沙具的名称、象征意义等。我觉得他们说得都有道理，这一直令我困惑。

我很赞同后一类专家（或所谓的专家）的意见：自己先去体会沙盘心理技术，感受和体验沙盘中来访者摆放的沙具，遵循"以游戏的心态积极、认真、用心参与，带着关爱陪伴、守护、关照，耐心倾听、等待，默默欣赏，用心感受，必要时真诚分享"的沙盘过程；然后如果有必要再去查看沙具的象征意义！正是因为沙具有了这些象征意义，我们在沙盘工作中才能与来访者有共时性，与来访者有共情、共鸣。不过，我觉得在沙盘心理技术学习和实践过程中，特别是开始阶段，不宜在沙具象征意义的解释、分析上下很大工夫。我认为，如果在沙盘心理技术工作中把很大的精力放在去研究沙具的象征意义，就违背了沙盘心理技术无意识工作特别是"带着关爱地陪伴、耐心地等待、用心欣赏和真诚分享"的原则,这样做的不利之处是令沙盘师容易把沙盘心理技术当成评估诊断工具而非治愈工具,总会用一些象征意义来猜测来访者是怎样一个人或怎么想的,以为这是来访者"所想的",把自己当成一个已经"无己、无梦、用心若镜"的"至人"了。中华文明五千年间,能称得上"圣人"的也只有那么几个,更别说人格层级在"圣人"之上的"至人"了。我们当然可以"虽不能至,心向往之",但"至人"的"无己、无梦、用心若镜"境界也只能令我们"心向往之"并为此不懈努力,实际上谁能做到真正的"无己、无梦、用心若镜"呢?我们自己只是在追求达到最高境界的"至人"的"无己、无梦、用心若镜",千万不要把"隐蔽的、盲目的、未知的"自己当成已达到"无己"境界的"至人"了。正如洛温菲尔德所说,来访者是他自己"世界"的专家,让来访者充当向导,带领沙盘师浏览他的沙世界。跟着来访者的感觉走,他能走多远,如果你可以足够了解无意识的自己,那么你就能陪伴他走多远。

　　我自己的体会:沙盘心理技术的学习和工作中更多地还是应该以"游戏"的心态认真、用心地去感受和欣赏整个沙盘心理技术过程以及来访者的每一次摆放沙具的过程,并陪伴他勇敢地表达自己的感受、想法甚至疑惑等,如果有必要的话则和来访者分享你自己的感受,包括此时的情绪体验、身体感觉(性质、部位、程度等)以及这种情绪背后的自己亲身经历的真实故事(一般在来访者安全感没建立起来之前,我是不会说自己的感受的)。每一个来访者赋予每一个沙具不同的意义,这个意义可能不同于书上写的或者我们自己感觉的这个沙具所谓的象征意义!因此,尊重来访者对于每一个沙具的真实表达是最重要的;相反,若此时分析、解释有"拔苗助长"的嫌疑。

　　我还记得当初学习沙盘心理技术时刘老师给我的建议,这几个建议令我受益良多。第一,在学习初期(300小时以内),先不要把注意力放在沙具的象征意义的分析和解释上(甚至不用去看理论书籍),而要注重在这个过程中你对来访者特别是对你自己的感受和体验(包括情绪体验、身体感觉的性质、部位、程度等,以及这种情绪体验和身体感觉背后的自己亲身经历的真实故事)。第二,把注意力放在你和沙盘心理技术的主要因素,如来访者、沙子、沙具、沙盘等的联系上。第三,在"沙盘心理技术是治愈工具而非评估诊断工具"、"带着关爱地陪伴、耐心地等待、用心欣赏和真诚分享"等的沙盘心理技术基本原则、态度建立起来后,再去对沙具进行解释分析都不迟!

3.我觉得，对于沙盘大家还处于初级阶段，真正能体会到它的神奇，还需要进一步的实践和感悟。但有时候又觉得无从下手，就像学生背过了数学公式但一到做题就不会了。

我对你的说法很有同感！我相信很多优秀的沙盘治疗师在学习沙盘心理技术的初期都有这样的感觉。你说的"有时候觉得无从下手，就像学生背过了数学公式但一到做题就不会了"这种经历正是很多沙盘心理技术实践者都经历过的！

刘老师曾和我们探讨过出现这种现象的原因：① 意识上（至少可能是无意识里）把沙盘心理技术主要当成了评估诊断工具而非治愈工具，这涉及沙盘工作方向性的问题；② 把有那么多"隐蔽、盲目、未知"的自己当成"无己"的"至人"，来对沙盘心理技术过程特别是来访者的沙具或者沙面上的其他作品进行解释分析，这涉及沙盘工作的态度性问题；③ 企图越过或绕过个人情结来接触或应用集体无意识，这涉及沙盘师的成长性问题。

以上三个方面的问题常常会导致我们的盲目感和无力感。针对以上问题，我们设计的这套体验式团体沙盘心理技术培训课程，每个级别的课程都有其针对性目标，比如初级班课程，我们的目标主要是要在沙盘心理技术情境中建立个人在团队里的安全感，以及个人和沙具、沙、沙盘等沙盘心理技术主要因素的联系等。本着这个大原则，每一次你跟着你的小组走下去，"复杂的事情简单做，简单的事情重复做，重复的事情认真用心做"，那么可能就没有了"无从下手"的感觉了。

4.小组分享、反馈时是说对沙具的看法还是谈自己情绪方面的感受，有时我分不太清楚。

我特别能理解你说的"反馈时是说对沙具的看法还是谈自己情绪方面的感受，有时我分不太清楚"，因为这也曾经是困扰我的问题啊！

我相信这个问题也曾困扰过许多优秀的沙盘师们！我自己通过这几年的不断学习、体验、感受，对上述问题有了如下心得。第一，在小组内和组间讨论、分享、反馈时，既要表达我们意识层面的看法、想法，更要学会表达自己的情绪、身体方面的感受（我觉得刘老师在培训时反复强调感受来访者和感受自己的重要性，并把此情境中的"感受"具体操作化，其良苦用心就在于此！）。第二，慢慢学会区分想法、看法和感受的不同，哪怕只是细微的不同。第三，慢慢学会感受、体会看法、想法背后的无意识，以及情绪、身体感觉背后的更深层的无意识——可能是情结！只有触动情结了，才会有很强烈的情绪和身体感觉出现！我们的体验式沙盘心理技术中级班培训，其主要目的就是在团体沙盘心理技术情境中学会处理自己的情结。第四，"反馈时是说对沙具的看法还是谈自己情绪方面的感受，有时我分不太清楚"，这很可能已经触动情结了。说明你可能走得很深了。祝贺你并请你多保重！以及，要真诚感谢你的团队！

5.本次活动跟第一次相比，感觉像被困住了似地浮于表面，没有深入进去。分析原因，感觉是理论知识掌握较少，应该抽时间多进行理论学习。如果中心能提供学习网络课程的机会就好了。每次看到学员们在群里讨论得热火朝天，我们真是好羡慕你们地区的学员们有那么得天独厚的条件，可以经常聚在一起活动、学习、体验。

我很欣赏你说的"理论学习是非常重要的"，其实这也是许多分析心理学的硕士、博士们的真实学习写照，因为沙盘心理技术工作者不仅需要超强的操作能力，也一定要有强大的理论支撑。

我觉得申老师、刘老师他们其实就是这样走过来的。我记得刘老师包括申老师在很多场合都说过分析心理学的理论学习的重要性。

不过，给我很深印象的是刘老师几次谈起他决心使用"体验式团体沙盘心理技术培训"的初衷。

（1）重视体验式操作的沙盘心理技术培训，让受训者获得他想得到的东西。比如，我现在很想马上吃到鱼（清蒸的、红烧的均可，只要马上就能吃到即可），或者我也有了做鱼的食材、设备等，我希望有人告诉我怎么做熟、或者端上一盘好吃鱼即可。但指导者在旁边大讲特讲这鱼是如何被发现的、是怎么来的，以及这个鱼的种类、结构、化石等。尽管这类知识很重要，但也只能停留在关于鱼的知识层面，不能解决我现时想吃鱼的问题，或者只能权当画饼（鱼）充饥，而我需要的是你至少要教我"How to fish"啊，或者你最好就"Give me a fish"，在此基础上我才能对"什么是鱼？"、"世界上鱼的种类与鱼化石？"、"这条鱼的产地是哪里的？"、"鱼的营养价值如何？"等这类问题感兴趣以及深入研究！这是大部分受训者接受沙盘培训后开始查看、研究沙具象征的真实心理写照！因为"看"不懂别人的沙盘，记不住象征，因而不敢、不会操作沙盘心理技术，使大部分的沙盘设备还在闲置着。据我们初步统计，这种现象在全国范围内特别是教育系统内是很普遍的事情。我们大连的情况也是如此！我们体验式团体沙盘心理技术培训就是在沙盘心理技术的学习培训中以体验式操作为主，并做到"复杂的事情简单做，简单的事情重复做，重复的事情认真用心做"！在我看来，在既往培训的基础上，这种"体验式团体沙盘心理技术培训"让大连的教育系统的沙盘心理技术真正开展起来了！现在大连中小学的心理健康教育的老师们不仅普遍会在学校使用沙盘心理技术，也更喜欢沙盘心理技术了，全国也只有大连的中小学已经连续四年召开"沙盘心理技术应用经验交流会"。我们会把沙盘心理技术活动开展得很广泛、很深入、很持久、很热烈。

（2）在"沙盘心理技术是治愈工具而非评估诊断工具"的理念下，遵守"以游戏心态积极、认真用心参与、带着关爱地陪伴、守护、关照，耐心倾听、等待，默默欣赏，用心感受，必要时真诚分享"的沙盘过程，按照"不分析、不解释、不评估、不判断、重感受、重陪伴"的沙盘心理技术工作原则建立的初期阶段，更多地还需要靠大量的体验与练习，来体会沙盘工作的内涵，真正练就会感受、体验以及基本操作了，再去读相关理论，就很容易理解并使自己上升到一个更高的程度了。不然，很多初学者先去看理论书，一方面可能难于理解这些晦涩的分析心理学理论，另一方面在工作中容易用一个个晦涩难懂的概念来分析、解释沙盘，不仅使沙盘心理技术工作变了味道——由"游戏"的乐趣变成了令人讨厌的对他人进行分析、解释、评估、判断了；更可惜的是会把把一个治愈的工具变成了评估、诊断的工具！

（3）也有些人拿自己的体验验证先前学的书本上的理论，发现不一致的地方，就开始怀疑书本或怀疑自己了。

（4）有了相当丰富的沙盘实践体会和经验后再去看相关书籍，则更容易理解并接受先进、高深理论的指导！随着实践的进一步深入，你会觉得这些理论简直就是对你说的，甚至就是你自己说的，只是你生不逢时让这些大家们先说了而已！这时候，你会突然感觉到这些理论根本就不是书上说的也不是别人的，都是你自己说的，是自己工作的总结，是你自己的理论了！

（5）如果仅重视沙盘的理论而轻实践，则容易借助自己娴熟的理论的解释分析，把自己有意或无意当成了一个"无己"的"至人"，尽管"理论有深度、形象有高度、精神有力度"，但是这些理论大都是来自书本，这样的理论分析和解释（哪怕是在原型层面的分析、解释）如果用得过多，势必不会每次都掌握很好的时机，因此容易令沙盘师不能 Hold（把持）住来访者了，因为这样的分析解释很可能涉及沙盘师自己的分析。

6.如何触动组员内心深处的东西？有的组员没有特别的感觉也属于正常吧？

每一个人生活经历不同，所以其性格也不同，一个沙具很难触动小组所有的人，因此有的组员没有特别的感觉也属于正常现象，特别是在小组刚刚组建，团队的安全感建立得还不够的时候尤其如此。另外，这要分清是你自己要被触动，还是某个组员他自己需要被触动呢？我很赞同刘老师的主张——在一名沙盘师成长的过程中，向内看永远都是最重要的。

因此，我觉得触动组员内心深处的东西，那是一个顺其自然的过程。换句专业一点的术语说，如果想触动组员内心深处的东西，是需要慢功夫的，因为这是一个"安全、自由、保护的空间"的形成过程，这是个漫长的过程，急不得。

处于这个过程中的标志之一，就是组员内心深处的东西被触动了。另外，是否被触动了，只有这名组员自己知道。

如果从操作的层面来谈在沙盘心理技术的情境中如何触动组员内心深处的东西，我个人的体会大致是这样的。

（1）团队形成之初，就按"同质团体"标准组建团队，并和每个队员讲明团队的性质、目的，特别是团队活动过程中可能遇到的问题，比如涉及内心深处的东西，需要大家相互建立彼此信任、彼此接纳、相互给予安全感的关系，并写下相关的保密保证书。

（2）借鉴螺旋心理剧建立安全模式的方法开始团队建设，力争让团队稳步建立起团员相互建立彼此信任、彼此接纳并相互给予安全感的关系，且这样的安全模式的建立贯穿整个沙盘心理技术的过程，这不仅要在每次课程的设置上呈现出来，特别是在连续沙盘心理技术的活动设置之间的内在逻辑关系上呈现出来。

（3）沙盘心理技术带领者的个人综合素质以及对沙盘心理技术的治愈功能的信任非常重要！

（4）其他：空间的安全感、光线、声音（背景音乐）、其他参与者的用心程度等也非常重要。

7.第一，为什么有的时候感觉明显，有的时候感觉不明显呢？是什么影响了自己的感觉？第二，庄家的设置有什么意义？宽松的设置和严格的设置反映出的是什么？

（1）你问"为什么有的时候感觉明显，有的时候感觉不明显呢？"，我觉得这是很普遍的问题，是每个人都会有的感觉。沙盘心理技术过程中感觉明显与不明显，主要与个人性格有关，也与当下的情境有关，因此不一定每一次都有特别感觉。用刘老师的话说，就是由"刘建新的主人格与小刘二的关系决定的"！因此，是"你的主人格与你内在小孩的关系"影响了你的感受！

（2）其实我们每个人都有不被我们的主人格认识和接受的心灵的部分，关注自己"有感受的感觉和没感受的感觉"就好，多去体验、感觉这几种感受，慢慢地就会发现"你的主人格与内在小孩的关系"越来越好！这也正是"体验式团体沙盘心理技术"的目的之所在！

（3）中国有句俗话：没得过病的医生不会是好医生！我很相信这句话。仔细感受、体验的话，就会逐渐发现我们在"体验式团体沙盘心理技术培训"中设置的"庄家"角色，越来越像一对一沙盘心理技术工作中的来访者！一名沙盘师越多地体会、感受沙盘心理技术工作中的来访者，就越可能成为一名好的沙盘治疗师！因此，庄家的设置不管是宽松的还是严格的，反映的都是其意识的和无意识的需要，以及对自己的需要是如何满足、实现的！

我个人认为体验感觉和感受，思考如何做好一个沙盘心理技术工作中的来访者，是成为一名好的沙盘师的必经之路！

8. 沙盘中始终没有出现自我像，这算不算问题？

我个人觉得这是很常见的问题，首先你自己是否明确什么是自我以及沙盘中的自我意象？很多人的自我概念是模糊的，那么沙盘中的自我像就很难清楚；另外，心理能量需要时间慢慢地流动起来，需要一个很长的过程，顺其自然比较好。

9. 在沙盘工作中，我们怎么做到"静默地陪伴"，真的只是什么也不说吗？

体验式团体沙盘心理技术界定的沙盘过程是"以游戏心态积极、认真用心参与，带着关爱地陪伴、守护、关照，耐心倾听、等待，默默欣赏，用心感受，必要时真诚分享"。因此在我看来你说的"静默地陪伴"不是一个单独的过程，是沙盘师用心感受、倾听、欣赏、守护、关照来访者这个沙盘过程的一部分。"静默地陪伴"更需要沙盘师做个人体验和督导，更需要把诸如"感受"这类重要的概念的内涵和外延都认真理解和体会并在沙盘中体验。

10. 我的来访者在几次中反复弄沙，而且摆放的画面都不如上一次。我找我们团体小组成员督导，这样的做法对不对？

"摆放都不如上一次"是沙盘师的评价？还是来访者的评价？如果是沙盘师的评价，那么我建议沙盘师应该反思一下是否在用自己的价值观影响来访者。如果是来访者的评价，那么我觉得他可能和沙盘师已经开始建立了联系或是在试探沙盘师对自己的接纳程度。至于督导问题，我是赞同同伴间的督导的，同时你也可以选择经验丰富的、做过个人体验和督导的沙盘师为你督导，也许后者更合适些。

11. 来访者做了14次沙盘了，还是乱糟糟的，我不知道什么时候会出现和谐的景象？

问一下你自己，是否你在期待来访者给你呈现一个"和谐的景象"？并问问自己，什么样的状况是"和谐的景象"？对他人的沙盘如此分析更像是一种评判，会干扰来访者无意识的自然呈现，呈现出面具沙盘。世界上很多事物都是一体二面的，有和谐的部分，也会有不太和谐的部分。请允许自己有乱糟糟的感觉，并跟自己的感觉待上一会儿，无意识会真实地呈现和表达，并在恰当的时间整合。不用急，生命是个体验的过程，这件事不在预期之内也不要急，可能上天会要你在深思熟虑后再去作决定，也许延迟结果会更好。静下来，回问自己，你为什么急？如果体验到那个曾经的创伤（对它说是），要去拥抱曾经的你，那个小小的你；对小小的你说：我爱你，我接受，你怎么样我都和你在一起、陪伴你、守护你、欣赏你、接受你、爱你。

12.一个小来访者被妈妈领来后，说是自闭症，我看不像。我是按自闭症来做呢？还是像对待普通孩子一样？

有时候一个家庭需要一个有病的孩子，这样家长就不用承担自己没有照顾好孩子的责任，就不用面对自己不是一个好爸爸、好妈妈时出现的内疚感。沙盘师要知道，孩子的病症是什么并不重要，我们关注的不是孩子的那个病症或者标签，对孩子的沙盘过程也不是先贴标签再摘标签的过程，我们工作的重点是那个需要关爱的孩子自身，为其提供安全、自由、受保护的空间更重要。

13.我中间用了一次房树人给他的家庭做了一次，看出来一些问题，也同他们说了，也做了一次家庭团体沙盘。这样做不知道对不对？

我个人觉得沙盘师是否说出来访者的问题，这并不是最重要的；重要的是沙盘师要耐心陪着来访者看到自己看不到的地方，他没看到或是他不想看到抑或是他还没准备好看到，沙盘师说了也没用。沙盘师要知道在合适的时候跟随来访者节奏，提供安全受保护的空间比发现、分析、解释问题更重要。

14.我的一个个案每次来都会让我帮她找沙具，后来我意识到，这些沙具可能都是我要的。有一次我没帮她拿，结果她给我呈现了一个空沙盘，她在沙具架前摆弄了50分钟的沙具，就是不往沙盘中放沙具；我特别急，但最后忍住了，下一次她自己去拿了沙具摆放。这样做是不是有道理？

我觉得你做得非常得体、有道理啊！你控制住了自己想在别人沙盘里放沙具的冲动，并且有了非常好的觉察。沙盘师的自我觉察非常重要，当沙盘师意识到自己的状态和感觉，也许就会理解来访者在沙盘室里与沙盘师的关系就是她日常生活中的习惯模式。也许建立新的互动模式，就是沙盘治疗出现转机的时候。

15. 如果一个来访者在50分钟结束时，刚刚摆完，没有时间分享。我是不是可以延长时间？

对一个成长中的沙盘师来说，设置是非常重要，有关时间设置的问题都会遇到。出现你说的这种情况，沙盘师要问问自己，为什么会没有时间分享？这个分享是沙盘师的需要还是来访者的需要？明确这个问题背后的原因更重要。

16. 当看到一些沙具象征意义很强时，比如蛇，我会发现这名来访者深层心灵的内容。我不知道该怎么去工作。

你说你能发现一些沙具的象征意义的深层心灵内容，这非常棒啊！在进行沙盘辅导工作时，重要的是沙盘师陪伴来访者，做到感同身受。陪伴来访者的沙盘师感受沙具的象征意义是很重要的。你有很好的觉察，知道是蛇带给你的感受，但要分清这个感受是来访者带给你的，还是你自己的。如果你能确定全部是来访者的，你不知道怎么去工作时，耐心倾听、默默欣赏、静静地陪伴就好，还可以请经验丰富的老师给你督导。如果你能确定蛇带给你的感受是你自己的（这是肯定的），我建议你按照我们界定的沙盘中的"感受"先自己体悟、反思、验证，或者你也可以找督导特别是做个人沙盘体验，因为"得过病并痊愈的医生会是更好的医生"啊。

17. 沙盘工作中的咨询关系建立很重要，如何建立呢？

沙盘心理技术之所以起作用，重要的一点是由于沙盘师营造了一个安全、自由、共情和受保护的环境空间！因此，沙盘心理技术的操作者即沙盘师首先要有基本专业素质，能够为来访者创造一个安全、自由、共情和受保护的环境空间，使对方逐渐放下心理的防御，展现出本来的心理面貌，发挥出本来的心理自愈能力。

（1）容纳性的守护。能够"承受"或"容纳"来访者及其所带来以及表现的问题。沙盘开始后，沙盘师要守护住沙盘、沙盘室的气氛，起到陪伴、守护、关照、倾听、欣赏的作用，发挥共情的力量。

（2）参与性的观察。观：透过来访者的表现和细节，来呈现其中所蕴涵的心理、行为乃至无意识生命的意义。察：所有呈现在沙盘游戏过程中的意念和心像，都有可能获得某种实体性感觉，从而引起来访者以及沙盘师的身体反应。

（3）陪同性的感受。来访者不是孤军奋战，而是由沙盘师的容纳、参与和陪同等共同参与。包含了移情的效能和共情的治愈力量，也就包含着沙盘师的作用和意义。沙盘师和来访者共同成长，共同探索治疗的意义和治愈的作用，共同经历自性的觉醒与自性化的过程。

18.如何练就自我觉察能力?

自我觉察是沙盘师自我成长、反省与改进的关键步骤。我记得每次体验式团体沙盘心理技术培训的时候,刘老师、于老师都会讲自我觉察的重要性,也会给我们讲每天练习觉察自己的情绪和身体感觉的具体方法。我特别喜欢老师说的那种每天利用"几个五分钟"检视自己的情绪(正性、肯定、积极的,还是负性、否定、消极的)和身体感觉(什么部位、什么程度、什么性质)的方法,这些方法真的很好用,只要你坚持练习21天以上就可以了。

如果你没有接受过老师的体验式团体沙盘心理技术培训,那么你还可以试试下面的一些方法。

(1)记录自己的一些想法。可以用随身携带的小记事本,对于脑中一闪而过的一些想法加以记录,甚至对于曾经目睹或经历过的事物,都可以聚焦思考;也可以在一天结束之前,好好想想这一天的特别事件、感受、想法与行动。这些都是可以记录的重点,不同于一般的"流水账"。

(2)随时反思自己在日常生活中对所发生事件的直觉、感受与想法。记录情境、想法与情绪,每天只要花一点时间,检视一下今天的经历,会是一个不错的方式。

(3)停下来看看自己的动作。做一些运动、舞蹈或是简单的身体动作,专心地做,去真正感受这些动作、身体的运作,以及自己的生理反应与活动;然后,可以停下来看看自己,甚至照着镜子做这些活动。可以的话,固定快走或慢跑,专心一意去做运动,让自己的感官打开,去体会身体器官的活动。

(4)呼吸与冥想。每天花一点时间,好好去"呼吸"一下,去注意自己的吐纳、身体的感受,以及呼吸的气流,可以让自己更专注、放松;另外,可以刻意安排时间,让自己独处。"冥想"是非常好的方式,"冥想五分钟胜过熟睡两小时",因为冥想过程是全神贯注且放松的。

(5)听的工作。在与友人相聚的时候,专注聆听,听听不同的意见以及不同的想法与角度。在一些公共场合,也去做一个随意的聆听者(在不侵犯他人隐私的情况下),尝试去了解现代人关心什么;现在电视、媒体上与计算机网络上,都可以看到、接触到许多不同的看法与信息,试着从不同的方向切入、了解,以扩展自己的认知与理解,也用这些学习来反省自己的观念与想法。可以通过繁体"聽"字去感受和理解沙盘师倾听的要义。

(6)观察功夫。观察最为便捷又不费力,因为随时随地可以进行,不受时空之限制。观察需要集中注意力,脑袋中不要有别的琐事来打搅,专心去注意眼前的人、事、物，去看人的表情、动作，猜测一下对方的心情与想法，看建筑物的形状、材质、纹理或是附近的景观等，这些都可以让我们去留心，磨锐敏感度。

（7）开放感官经验。有没有试过大笑、大哭、大叫、大喊、大闹？有没有骑车的经验？骑脚踏车有什么感觉？跑步或跑步过后的感受是什么？游泳的感觉是什么？跌倒、被称赞、被拒绝、完成一件工作等你有什么感受吗？别人说的一句话，有没有令人有所触动？许多日常生活中的事，你都全心投入去经历，把感官打开去充分感受，这就是经历"此时此地"。

19.怎么知道来访者可以停止沙盘了？是事先设置？还要在做的过程中由来访者的沙盘表现来定？

当来访者实现自我整合后，不需要别人的"扶持"的时候，治疗就可以结束了。总之，沙盘游戏的过程就是一个治愈和个人成长体会的过程，沙盘师要做的是传递给来访者以信任和支持。

其实，沙盘游戏治疗的终止取决于很多因素，甚至是沙盘游戏之外的因素。根据来访者的沙盘表现来决定是否停止来访者的沙盘的情况是很少见的。一般地说，来访者的沙盘从开始到结束是个漫长的过程，其沙盘的呈现会有如下趋势，仅供你参考。

（1）作品的整体印象发生了由消极到积极的变化，且较为稳定；割裂、矛盾、单调、停滞等消极现象转变为统合、协调、丰富、流畅等积极现象；由沙漠走向城市，由冲突走向和谐，由单调走向丰富，由无序走向有序等。

（2）自我像的出现，且评价趋向辩证。当作品中自我像从无到有，从模糊到清晰，从消极的自我概念到积极的自我评价，反映出来访者对自己现状的接纳态度，对自己的评价由片面走向全面、辩证。

（3）由封闭、孤立、静止走向开放、共处、动态。自我概念由消极走向积极，由厌恶、嫌弃、排斥自我走向欣赏、接纳自我，因消极自我评价造成的封闭孤立心理开始逐渐走向开放，如篱笆、栅栏等的消除以及更多亲人朋友的出现等。

（4）制作大地、山。治疗接近尾声时，来访者往往会制作山，并在山上放置象征自己的人物或动物；有的会在上面放置带有精神世界象征意义的玩具。来访者心理问题是否得到真正解决，症状是否缓解，可以参考与他人及治疗师的关系是否已发生良性变化，并开始尝试独立走进社会，适应自己的心理状况及周围环境。

20.我觉得来访者在沙盘中改变很大，但现实生活中好像改变不大，而且她的家人又提出新的要求。怎么办更好呢？

你说的这种情况是很常见的，也说明你在沙盘工作方面有了相当的体会和经验，祝贺你！

我也经常遇到这种情况。遇到这种情况我个人的做法是：一方面我会提醒自己一定要耐心，同时还要和来访者的家长（一般都是孩子的妈妈）多沟通，让她知道沙盘的工作引起孩子在内心里的改变是提前于外在行为的，也就是说我们看到孩子的沙盘变化或者感觉到孩子内心的变化的时候，孩子的外在行为还不一定是同步的，一定要争取孩子家长尤其是妈妈的合作，一起等待来访者外在行为的变化，继续耐心地工作；另一方面，要反思咨访关系中出现了哪些影响因素，是否需要解决以及是否需要转介等，特别是自己需要成长和督导。

21.沙盘是无意识水平的工作，都要求沙盘师要感受，怎么才算是感受？

沙盘师要身心都在感受。实际上沙盘师在旁边的入神关注，和来访者对于沙盘的共同欣赏，和来访者的少许对话，和自己对于真实存在的领悟，都会无意识中深深地影响来访者的无意识，进而产生治疗功效。

沙盘情境中的感受，包括身体和体验，同样重要，而不是仅仅关注于"解释"的需要；我们的工作是要让沙盘生动，获得意义；而不能用"解释"限制或牺牲其生动的内涵以及自身的生命意义（心灵的自主性）。

我很喜欢体验式团体沙盘心理技术培训中把感受界定为"情绪的体验、身体的感觉（什么部位、什么程度、什么性质），以及在此基础上脑海里出现的画面、意象、回忆和想法等"。在我的印象里，这是在心理学领域里把"感受"的概念界定得最清楚和最具操作性的。

22.做沙盘一定是一周一次吗？这个周期是谁规定的？可不可以有改变？

一般是这样，一个长程的沙盘在开始的时候是一周一次到二次，慢慢地就可以调整一周一次或三周两次，然后每两周一次。这些沙盘工作的时间设置是可以有改变的，但要根据来访者的实际情况而定。

23.我们不进行分析，了解那些沙具的象征意义还有什么用？

象征是相对稳定和变化的统一，不同沙具因来访者不同其象征意义也不同。沙盘师要做的是倾听来访者的叙述，而非生搬硬套书本上的解释说明。我们已经了解的沙具的象征意义可以作为参考，而非固定的。知道沙具的象征意义但不分析和不知道沙具的象征意义而不分析，两者是不同的，前者是沙盘游戏的较高境界。

在荣格分析心理学理论特别是多拉·卡尔夫的沙盘游戏基本理论里，都倾向于对来访者摆好的沙盘场景少用语言去分析、解释的，或者是不解释的。来访者自然会在多次、系列的沙盘过程中明白"问题所在"并作出改变。相信来访者有自愈的能力，简单的引导语便使来访者自己心里明白，达到成长。但这是要有很深的分析心理学理论和扎实的实践经验的，这需要建立在沙盘师对来访者对其沙具讲述的充分尊重基础上，还要对沙具象征意象具有很强的感受能力！因为沙盘工作强调的是意识和无意识的沟通，而意象被认为是无意识的呈现。沙盘师在充分尊重来访者对其沙具的讲述基础上，对沙具象征意象的感受能力越强，则越能沟通无意识。而避开对来访者沙盘和沙具的分析、解释、评估、判断，也就减少了沙盘师自身投射误导来访者的可能。毕竟，能"无己、无梦、用心若镜"的"至人"古今中外都极为罕见，我们眼里看到的其实都是我们自己内心的反映！

24.我们在陪伴过程中，可不可以在看到某一个沙具很有意义时提示来访者做更深入的感受，以此来扰动他的心灵？

这的确是一个非常有趣且非常具有挑战性的问题，但是最关键的问题是，要觉察"这个很有意义"的沙具是自己的感受还是来访者的感受。如果是沙盘师自己的感受，那么我建议沙盘师需要自己去处理自己的问题，比如找资深沙盘师进行成长体验和督导；如果沙盘师能肯定这是来访者的感受（有这样"至人"级别的沙盘师吗？）或者认定来访者也有这样的感受，那么认真、用心倾听来访者自己的描述足矣，为何非得要提醒来访者呢？为何不耐心地以欣赏的态度等待来访者自己感悟到呢？看破（假如你认定你真的看破了的话）不说破，也许是更好的做法。

25.一个儿童个案，我们需要多长时间与该儿童的家长沟通一次呢？沟通过程中谈什么？

一般儿童个案3～4次沙盘以后就可以和家长沟通。了解孩子在现实中的变化。也可以对家长提出的问题进行解答。为了保护孩子，我们通常不会谈沙盘做了什么，而且希望家长在家庭教养方式上有所改变，如变指责为鼓励、变看问题为看优点等；重要的是认真、用心倾听这些家长的声音，真心感受到他们为了孩子付出了很多，把你自己从孩子身上看到的优点归结到家长的优秀，发自内心地称赞他们的优秀和对孩子的尊重、理解、信任、包容、支持、关爱等。

 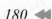

26.根据卡尔夫的整合思想，我们如何判断一个来访者在沙盘中建立起整合能力了呢?

卡尔夫认为，在自由、安全与受保护的沙盘工作过程中，来访者会重新获得体现自性的机会，发挥出内在自性的作用，获得一种心理的整合性发展。这与荣格所强调的心理分析的目的——自性化过程及其发展是一致的。卡尔夫说:"我们可以把分析心理学所努力实现的过程，也即荣格称之为自性化的过程，理解为去认识人类整合性的过程，在整合性中包含着一种超越相互对立的态度，以及整合对立双方的努力。"在卡尔夫看来，整合性本来是人类所具有的一种内在心理特性。3岁左右的儿童，本来都会自发地表现出内在整合性的倾向，通过他们的语言、绘画和游戏等即可。

沙盘心理技术的整合性作用，或者说沙盘心理技术中的整合性意义，可以表现在这样几个方面:意识与无意识的整合，身体与精神的整合，内在与外在的整合以及自我与自性的整合。在刊登在《沙盘游戏治疗杂志》创刊号(1990)上的论文中，卡尔夫说:"借助沙盘以及玩具模型，来访者创建起与其内在心理状态相呼应的外在沙盘图画;通过自由和创造性的游戏，来访者的无意识过程以一种三维的形式在沙盘图画的世界中得以视觉地呈现……经过由此而塑造的一系列的意象，荣格所描述的自性化过程会被激发和实现。"

同样，与整合性相反的分离则会导致心理的冲突，意识与无意识的冲突，身体与精神的冲突，自我与自性的冲突等。冲突也会产生异化，产生诸多的心理问题甚至心理疾患。卡尔夫确信，在沙盘工作的过程中，来访者很快就会知道，我们每个人都是可以接近整合性的。卡尔夫说:"只有当理智能找到回归有意义生活的道路。"来访者的心理内容或内在意象，在沙盘中被实在地塑造与表现，可以说，是我们心中的精神性存在，找到了它自己的形体。实际上，在沙盘游戏的过程中，塑造意象的活动本身，可以是一种深层的心理和情感体验。而且，在此过程中能够获得整合性的体现，美丽的曼陀罗的形状会自然出现。

对于卡尔夫来说，"曼陀罗"就是自性的显现，"曼陀罗"中蕴涵着整合性，"曼陀罗"中也包含着自性化的发展。这也是荣格本人的思想。荣格曾经说过:"自性化是一种神性的生活，正如曼陀罗心理学清楚地表现得那样。"自性化也是人格的完善，是以自性为主体的人格的整体性发展。在沙盘游戏中，来访者会重新获得体现自性的机会，发挥出内在自性的作用，获得一种心理的整合性发展。这与荣格所强调的心理分析的目的——自性化过程及其发展是一致的。总结沙盘游戏的整合性作用，主要表现在几个方面:意识与无意识的整合、身体与精神的整合、内在与外在的整合、自我与自性的整合。

二、沙盘个案后的总结

1.沙盘中的关注、陪伴、欣赏的力量（图4-1）

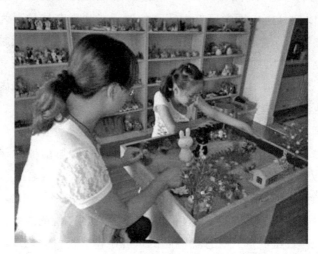

图4-1

在沙盘工作中，要求沙盘师全情关注我们的来访者，带着关怀地陪伴，秉承"不分析、不解释、不评价、不判断、重感受、重陪伴"的工作态度。而很多年轻的沙盘师做不到，总想根据自己从培训学习到的或书本上了解的所谓知识、技术来给来访者的沙盘进行分析、解释、评估、判断。他们的理由之一可能是"来访者交了钱，我们总得说点什么吧！"。特别是在家庭沙盘中，家长常常对于"全身心去关注孩子"的设置要求并不在意，总想看看孩子摆出的画面是不是有问题，或者是孩子摆的沙盘反映了孩子的什么问题，总在问："你们要求我们家长对做沙盘的孩子要陪伴、关爱、倾听、欣赏，不分析、不解释、不评价、不判断，这其中的意义又在哪里呢？"

在沙盘工作中，许多沙盘师都会报告说，当自己不够专心，或是因有事停下来几周再工作时，来访者会有很多无言的攻击；在家庭沙盘中，许多家长玩着手机、接听电话，遇到这种情况，敢于表达的孩子就会把爸妈拽回来，不敢表达的会用扬沙子、摔沙具等动作进行无言的抗议。

一个活生生的个体被关注、被关爱就等于被认可。当一个个体被认可时，他能够感觉到自己的生命价值，感觉自己存在的意义！这在一个孩子成长或一个人的生命历程中是非常重要的。被他人关爱的需要是人的基本需要，而我们大部分人都缺失被别人的"关注"，也缺失去关爱他人的能力。比如现在有些"80后"、"90后"的孕妈妈，在自己的童年生活中被关爱得不够，因此在孕期自己的心理宝宝所需的能量大于生理宝宝的所需能量，她自己把更多的注意力放在她家人是否关怀她自己，如果她家人把关爱都放在这个孕妈妈肚子里的生理宝宝上，而不是把关爱放在孕妈妈的心理宝宝身上，那么这个孕妈妈就会因自己内在的孩子的被关爱的需要没能满足和实现而产生负性、否定情绪，她就很难去积极关爱自己肚子里的生理宝宝，甚至会嫉妒、怨恨乃至不接受肚子里的生理宝宝，其结果就会使这个生理宝宝在其生命早期就感受到不被关爱、不被认可。有可能在宝宝出生之后的成长过程中，他就可能会认为自己不够可爱，总会想尽办法来讨好家长或别人，小心谨慎甚至很自卑地生活着。从小未能得到父母足够关爱的人，当他们自己成了父母的时候，他们就可能在自己的孩子成长过程中，更多地关注自己如何才能把这颗"苗"培育好、教育好，关注自己的未实现的童年需要，如何让孩子帮助实现，关注自己的规则或潜规则怎样才能让孩子接受。这样常常就不能真正关注孩子这个独立的个体，不能关注孩子的想法、孩子的个性和创意。孩子们被一次次强化了自己"不重要"的感觉，是越发认为自己不重要了。

因此，沙盘工作中，要求沙盘师（或家庭沙盘中的家长）要积极地关注做沙盘的孩子，一次次关注他、关爱他并欣赏他，沙盘师或家长在有限的沙盘工作时间内积极认可孩子，让他逐渐找回在童年早期缺失的关爱，被认可的需要获得满足，从而建立自信。

2.在沙盘工作中等待花开（图4-2）

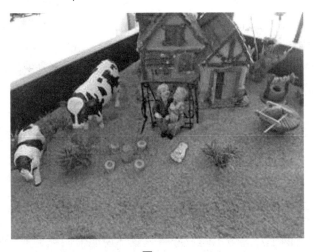

图4-2

一个9岁男孩，因为在学校中不太守纪律，上课注意力不集中，被老师介绍由家长送来做沙盘。前20几次他不怎么说话，只是在沙盘里堆积大量沙具，以至于沙盘被沙具堆满"不透亮"了。第20次后这种沙具堆积的情况才逐渐少，沙盘慢慢开始变得透亮了。尽管他还是很少说话，但是我相信沙盘一定会给他带来改变。第23次沙盘摆放完时，他自己脸上露出了笑容，他给我描绘了一个非常美妙的故事场景。我惊叹他的创造力如此之强，在我看来似乎"没有内在联系"的沙具之间的场景都被他说活了。他与我进行了如下的对话："开始的时候，好几个老师都说我有问题，他们说是心理问题。因此我来你这里做沙盘，我就一直等你说说我的心理问题，但等了好多次你也没说出我有问题。开始的时候你不说，我还以为你是在观察我，等着最后再下结论。现在我就不担心了，你每次都表扬我，现在学校语文老师和数字老师、英语老师都表扬我了。""我很高兴你能和我说这些。我觉得你很喜欢做沙盘。""其实开始的时候不是很喜欢，可是现在我实在太喜欢玩沙盘了，现在每一次沙盘完成后我都拍照片，拿回去给我的同学看，他们特别羡慕我。""你妈妈说她没时间，以后可能不会每次都送你来做沙盘，你怎么看呢"？"这是个大问题，我现在还小，他们不放心让我自己走。其实我自己能来回走了，但是等爸爸妈妈放心让我以后自己来回走的时候，我会再来找你。"后来他在妈妈陪伴下又来做了两次沙盘后做了告别。

一个11岁自闭症孩子开始来做沙盘时最主要的动作就是扬沙子。扬沙子持续到了大约第30次才慢慢减少，但他的眼神从不正对着我，也从不和我说话，视我如不存在，我就一直耐心等待着、等待着……；大约在第109次来做沙盘时他才第一次喊我，和我主动接触，并和我有了一秒钟的眼神对视，在第130次时开始很认真地摆出一架桥。现实生活中，他的变化也很大很大，到了这个时候他的父母才松了一口气。

（1）沙盘心理技术的功能主要在于激活每一个人心灵中原本就存在的成长内驱力。当这种力量被激活，转化就会产生，所谓的心理问题顺其自然地就会得到解决。很多临床个案的沙盘，都会经历从繁杂画面或空洞乏味到和谐有序的过程，这既是一个自然的过程，也是普遍规律。在来访者借助沙盘的心灵转化过程中，沙盘师的工作就是"以游戏的心态积极认真参与，带着关爱地陪伴、守护、关照，耐心地倾听、等待，默默地欣赏，用心地感受"来访者每一次在沙盘中的点滴表达和创造。来访者一次次地把无形的心灵内容以有形的沙盘意象形式表达，就是心灵转化和治愈的过程。而每一个个体成长经历不同、年龄不同，现实的生活环境不同。所有这些都说明他们都是独特的个体，因此他们"生长"与"花开"的时间就会有很大不同，也即在沙盘中的无意识表达与修复是需要很长时间与过程的，就如同家庭主妇炖牛肉一样，只有把牛肉炖到一定时间才能吃上这种美味，心急是没有用的，拔苗助长是不可行的。因此，在沙盘心理技术的过程中沙盘师要欣赏着，静静地守候、观察着，耐心地倾听着，等待着花开。

（2）成长中的沙盘师一般都希望来访者每次在工作室里都感受到愉悦，每次都要摆出一个漂亮的沙画，越好看越好，以此来激励自己或证明自己的工作成绩。人们对美的感知是我们人类的精神遗传，美的需求是人类的高级精神需要（一般地说，当生理需要、安全需要、交往需要、尊重需要等得到满足后，才产生审美需要）。只有当我们内外和谐了，意识与无意识沟通、和谐了，我们的美的一面才能呈现出来。但我们往往在前言语阶段有未曾实现的需要与未完成事件，这些心灵内容已经被压在意识之下，往往以情结（心灵碎片）的形式呈现，影响了我们内心对美的追求。当在沙盘中不断表达这些未完成事件、实现这些未曾实现的需要后，我们这些心理碎片就一点点被整合、回归，治愈因此而产生，心灵愈加趋于完整，美的感受和美的呈现就会越来越多。

就像刘若英的那首极具美感的《最好的未来》歌中表达的：每种色彩都应该盛开，每个梦想都值得灌溉，每一个人都有权利期待，每个孩子都应该被宠爱……

对待每一位来访者，我们要有足够的耐心与恒心，花一定会开。

3.沙盘，关注我内在的小孩（图4-3）

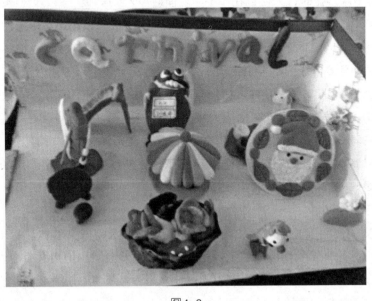

图4-3

深度心理学研究证实，个体的童年经历会影响我们人格，特别是在前语言阶段未能获得满足的需要以及以孩子感受体会到的创伤等经历，这些都会是影响我们人格的重要因素。这些"经历"会成为无意识的"冰冻记忆"，在个体层面上常常以情结的形式存在，并发挥它巨大的能量，影响我们日常的思维模式、语言、行为等，并严重影响我们主人格的稳定性，成为人一生快乐与幸福的绊脚石，也是我们人类个体心理问题根源中来自个体层面的主要因素。

在沙盘心理技术工作过程中，沙盘师通过整合自己和沙、水、沙具等因素，为每个来访者营造出一个安全的、自由的、受保护的空间，来访者在此可以自由地、安全地、放松地表达自己曾经的经历，并能以现实的角色有意识地重新面对它、认识它、修复它、整合它，重新确立自我和自性的重要联系，获得一种心理的整合性发展。

小Z，7岁女孩，小学一年级，被某省会城市三级甲等医院精神科诊断为选择性缄默症。孩子出生后跟奶奶生活，说话比较晚，开始说话时约3岁。接触过这个孩子的大人们都觉得这个孩子不爱说话。5岁的时候回到父母身边生活，和父母的关系比较疏远。7岁上学后，老师和家长都觉得孩子的心理问题呈现得比较明显：不与别人交流，不合群，不敢正视别人的眼神，胆子非常小。经老师和家长的介绍小Z来做沙盘。前6次的沙盘，她和其他孩子的沙盘没有明显区别，现实表现也没有明显变化。第7次沙盘时，小Z出现了退行，小便尿在裤子里了。第8次沙盘时，大便拉在裤子里。面对小Z的这种状态，沙盘师采取的是关爱、接纳，给她更多的支持。第16次沙盘后小Z就可以小声与班主任交流了；第25次沙盘后小Z敢于主动与周围的同学小声交流了，学习成绩也提高了。

一位小学6年级的小男生在第5次沙盘时说，"我今天不想做沙盘了，我就想和你说说话"。50分钟的沙盘时间里他一直在说，时而像一个成熟男生，时而像一个三四岁的小男孩在抽泣。"老师，今天是我说话最多的一次，也表现了我的懦弱，但是太痛快了。"说完他站起来给老师深深鞠了一躬。

一个13岁、体重70公斤的自闭症孩子坐在沙箱中，吃沙子、用沙子洗脸，甚至像婴儿一样将身体蜷缩在沙箱中，用他自己的方式来重新认识这个世界。转化进行中。

17岁的高中强迫症男孩，开始几次的沙盘摆放得非常整齐。每当沙子落在沙箱边上的时候他都会很快地弄干净。第6次沙盘时，他用几个小塑料杯玩沙子，玩得非常开心，甚至沙子洒落一地他也浑然不觉，嘴里还自言自语。这次沙盘结束时他才意识到把沙子弄到了地面上，有点自责。以后他慢慢地不那么追求完美了，可以接受沙子落在地面上了……第36次沙盘结束时他对我说："这今天感觉太畅快了！"第58次沙盘结束后已基本上不受强迫症状折磨了。

一位32岁女士，一直觉得自己举止言谈非常得体，每天为家人毫无怨言地劳作。在几次团体沙盘中，她表现得一直谦让，但内心里却感觉不舒服。从第6次沙盘开始她也开始"计较"起来，在小组分享时说："现在家人几乎不认识我了，不让我做沙盘了，说我现在太自私了，只考虑自己。但我感觉我很快乐，脾气少多了，焦虑也少了。"坚持做了15次沙盘后，她可以有底线地包容了，她既能真实表达自己的感受，又能包容别人；家人反映，她不那么"计较"了。

【个案总结】

（1）婴幼儿的社会化是成长的需要，但是在他们的社会化进程中，我们成人的许多要求对他们来说往往是没办法理解的，更是无法做到的，这就与成人的要求就产生矛盾；而他们的需要他们自己又不能清晰地表达，未满足的这些需要并没有消失，而是成为冰冻记忆被保存或者压抑下来成为一种情结，这是我们成长过程中的紧张、焦虑、愤怒、恐惧等负性、否定情绪的个体原点。要处理这些情结，沙盘心理技术是非常好的选择。

（2）沙盘心理技术会培养家长爱孩子的能力。绝大多数父母肯为孩子献出身体重要器官甚至生命，但是父母自己在成长过程中也有许多未满足的需要，因此，在释放爱的过程中，会以爱的名义无意识地满足自己的需要。年轻一代父母读书比较多，严格按书中要求的标准喂养孩子，满足自己的安全感及控制感，比如把奶水挤到奶瓶中，按书上介绍的方法称量好标准数量后再喂给孩子；孩子没尿时也逼着孩子尿尿；自己感觉冷的时候也认为孩子怕冷而为孩子包裹多层；孩子哭闹时要么大声训斥，要么任由孩子哭个不停；认为孩子犯错误就要惩罚；推开极力想得到拥抱的孩子；换完干净衣服、洗过手（无菌状态）后才能抱孩子等。年轻父母的种种做法，表面上看似乎是为了孩子好、爱孩子，而实际上却是以爱的名义满足父母自己的需要。这些"爱"会极大地伤害孩子，成为孩子日后负性、否定情绪产生的个体源头。现在患有儿童孤独症、过敏症、哮喘症、抽动症、人际交往障碍等的孩子越来越多，反映在学习上则表现为注意力不集中、不守规则、学习动力不足、作业拖拉等，反映在人际交往上表现为不合群、怕交流等。父母对孩子的真爱，应该表现为对孩子的尊重、理解、信任、接纳、包容、支持、关爱。沙盘体验会扩大每一个人的意识容器，放大这些正能量，让父母们逐渐成为好的父母。

（3）体验沙盘，可以让来访者回到自己的孩提时代，把无形的心灵内容以有形的形式呈现出来，重现他意识里记得但不敢表达或无意识里的创伤经历，以便用和生理年龄相符的角色和眼界去审视过去的事件，并以体现积极心理品质的主人格成分去修复它、整理它、整合它。因此，关注我们内在的小孩，我们自己把自己内在的小孩健康养大，是让我们心理年龄与实际年龄相符的最好的方式。只有内在协调了，我们人生才能稳定、快乐、进步。

三、"感受"与处理"情结"

1.我觉察到自己的投射无处不在

沙盘师：雨明

在体验式团体沙盘心理技术培训课上，老师强调工作时"不分析、不解释、不评判、不判断、重感受、重陪伴"，还把沙盘情境中的感受非常清晰地界定成"情绪的感觉和体验、伴随的身体感觉（具体的部位、程度和性质），以及在此基础上脑海里出现的意象、画面、回忆、想法等"。我非常喜欢这种方式的沙盘体验，只谈自己看到沙具、沙盘画面的感受或者让自己想到我的什么事情。而我们每个组员分享更是给了我成长。

在学习的第一天，我们的一个组员用沙具表达了她的"无声世界"，我内心当时升起一股怜爱之情，就口若悬河地说了一大段话，大致意思是"无论是什么样的情感情绪都应该表达出来"等。我当时很得意，认为自己很聪明，悟性很高。说的时候内心有很多情感、感受，这件事就这么过去了。第二次沙盘创作后这位组员给了我一个很有意义的回馈，她说明了上一次她表达的是什么，但并不像我说的那种情况。当时，我的身体有一种一震的感觉，整个身体硬了一下，然后我马上意识到，上次我的大段口若悬河，其实是我内在的投射，于是回应队友"无论我说了什么，那些都是我内心的投射，仅代表我自己的感受"来解释我的错误。

几天里，我反思自己口若悬河时的情绪及身体感觉，突然，这一幕在我梦中、刷牙时、做家务时反反复复地闪现，一个十七八岁的我出现在我的脑海里。那个我第一次离开家一个人生活在陌生的城市里，那个我可以一个月不说一句话，不与同学沟通而只知道学习。此时我的心里顿时升起怜爱之情。我一下子感悟到，我当时看到那个面无表情、沉默的队员，就把对那个沉默孤独的自己的怜爱，那么不加任何修饰、毫不自知地投射给了队友。好在她给了我一个有效的回应，才会有我之后的一系列自我觉察。

自那刻起，我尽量做到时时保持觉察，觉察自己与他人互动中的投射，观察他人之间的互动，是否已经超出了正常的人际投射范围，这样让我觉得清晰了很多。

我现在深切认识到对沙盘画面或沙具做分析、评判都是自己内心的投射。

2.沙盘，让我去接受、理解我的儿子

沙盘师：石头妈妈

什么是沙盘？沙盘是什么东西？最初是在2013年听说过，但没有概念，很模糊，当时只是理解为一门课程。听人说可以通过沙盘了解孩子个性，看出他的内心状态等。只是听专家说，沙盘最见效的就是能改善情绪，当时的我正困扰在和儿子的情绪纠结之中，就毫不犹豫给儿子报了名，12次一组沙盘做下来，欣喜地看到儿子的变化，自我情绪的控制、独立性以及语言的表达能力都在一点点增强，性格也变得活泼了，这些都是令我欣喜的。尽管如此，当时我对沙盘的功效还是有怀疑的，比如孩子的变化是因为接触的小朋友多了呢？还是孩子自己慢慢长大自然而然产生的变化呢？也许沙盘在儿子的上述变化中会有点作用？儿子自己做得怎样呢？对于没接触过沙盘的我，当时满脑子都是问号，而沙盘师的不分析、不解释、不评价、不判断等态度，也使得信息得不到及时反馈，让我怀疑沙盘作用，甚至还有一丝的愤怒。这次听说园里邀请刘建新老师来培训，而且以实际操作为主，觉得参加这样的体验式学习总没有坏处，好赖看看再说，于是我就报名参加了这次培训。

当慢慢接触到沙子时，没想到沙子那样柔软、细腻，同海边沙滩的感觉有相同却又是那么不同，沙滩没有那么细腻，但却是视野广阔可以身入其中，而沙盘是有边框限制，后来我体悟到这是给来访者或培训者之间设置的界限。

从我进入我们小组，就感觉很奇妙，好像我们这几个人分在一组是很自然的事，难道这是能量的相互影响？一次做沙盘时，中间要求不能用语言交流，我的一个队友当庄家拿一颗铅孤单摆在与火车相对的中间位置，我以为它很孤单，我就拿了代表我和我的儿子的沙具陪在那个钻石身边；但也并不是特别舒服，继续摆放时我又选了一颗椰子树，又放在那颗钻石旁边。到摆放完后小组内交流时，她对我说："我最不高兴的是，你把树放到我的钻石旁边了，我原本是想让它光芒四射，可你却用椰子树挡上了，而且我最不喜欢椰子。"这一刻我突然意识到体验式团体沙盘心理技术培训时老师常说的，"我看到沙具时

的感受、想法都是我自己内心的感受和想法，而对于某个具体的沙具来说，这个沙具摆放者的感受和想法可以和我相同也可以与我很不同，我们不能用自己的感觉和想法来推测这是否就是来访者的感觉和想法。作为一个沙盘师，对来访者表现出尊重、理解、信任、包容、支持、关爱等是最重要的"！当我有了在沙盘里的亲身体验后，我才知道老师说的这些话是多么重要啊！在这次沙盘中我想按老师要求陪伴庄家但却没做到，最后却做了阻止庄家的行为。看来做一个合格的沙盘师确实不容易啊。沙盘真是很神奇，让我认识到摆放过程的想法和感受其实都是我自己的想法和感受。

做"感恩"主题的沙盘时，我把自己一直以来不愿触动的心灵一角勇敢地拿了出来和大家分享，而且大家感恩的地方，我发现也是我要感恩的地方。比如：妈妈一针一线缝制衣服；年少时又一次离家出走后，爸爸妈妈心急如焚地寻找；爸爸每天捧出的可口早餐，这些都与我产生了共鸣。父母对自己这些点点滴滴的爱，平时似乎都被遗忘了，其实并没有忘记，不管我们是否经常记起，它们就在那里，都在我们内心深处。

制作"自卑与超越自卑"这个主题的沙盘时，我首先想起的是初中时对自己写作能力的不自信，虽然老师一直鼓励我，可是我却感到极度自卑、压力很大，还有屈辱以及对自己的愤怒，这些感觉混合在一起，让我印象极其深刻。在小组内分享别人的自卑时，才发觉每个人都有自卑的一面，都有自己不愿面对的一面。通过这样的分享，我觉得和大家的感情更近了一步。

几天下来，自己团队成员彼此间由陌生变得熟悉，看着沙盘的一次次变化，分享其他团队沙盘信息时，由开始时的感觉不舒服、压抑，发展成看上去和谐、愉悦的沙盘画面，脑子好像一下装进好多正能量的信息。在之后的日子里不停地消化、吸收，感觉自己的渺小，还需要不停地学习，就像每次沙盘分享结束时宣誓的那样——"我只带走我的感觉，留下别人的故事"。我把自己感觉到的东西应用到生活中，去学着包容、理解、尊重、接受。当我尝试去接受、理解我儿子的不快乐，我发现孩子的不快乐减少了，这是我最大的收获。

通过这一次的学习，我也理解了老师反复强调的体验式团体沙盘心理技术"只强调沙盘的治愈功能"的理念，和"不分析、不理解、不评价、不判断、重感受、重陪伴"的工作原则。从中我深刻体会到了"做事要圆，做人要方"，也许我距离这个目标还很远很远，但是"虽不能至，心向往之"！我这是否就在进行"意识与无意识"之间的对话呢？

3.沙盘，让我与来访者共同成长

沙盘师：永欣

沙盘学习中，老师经常会说，沙盘工作会让我们与来访者共同成长。我曾经的理解是：来访者在此获得心灵成长，而我作为陪伴师是技术的提高。但今天的来访者让我真正理解了在沙盘工作中，陪伴师与来访者的心灵上一样会成长。

今天，我的来访者讲述了自己20多年前6岁的弟弟要跟她出门玩，但被拒绝后，弟弟自己出去玩却一去不回的故事。尽管讲述中她有惋惜、有悔恨，但没有泪水。而我在一旁却流了很多眼泪。我在想，她已经哭得没有眼泪了。

晚上我通过请教于老师："……我今天与她有'共情'，她其实也很难受，但她硬是憋住。我都哭成泪人了，我接下来的工作怎么办？"于老师认真倾听完我的讲述后，耐心地问了我几个问题："你可以说说什么是'共情'吗？你是怎么知道'她很难受'的呢？当你说'我都哭成泪人了'时，是谁在流泪呢？流泪时你的情绪是怎样的呢？大脑当中有什么画面出现呢？"这几个问题是那么轻柔，同时又是那么给力，让我的心一下子就静了下来。看到我静了下来，于老师让我闭上眼睛，去感受我的来访者，感受那个20多年前的小女孩，感受那时的场景。当我闭上眼睛时，一个女孩和一个小男孩在我面前出现，特别是看到那个小男孩被姐姐拒绝后的失望与委屈，我再一次流下了眼泪。"自己玩去，别来烦我。"让我想起我小时候被二哥二姐的拒绝。我突然明白了在沙盘工作时，来访者的故事让我想起了"三姑娘"（我的乳名）的委屈。那是我五六岁的时候，是个特别热的午后，二姐放学回来领着一群同学要去前面的河湾洗澡。我从来没去过，非常想去，就央求姐姐带我去，被她坚决拒绝后我还是不死心，便悄悄尾随她们，快到目的地了才被发现，被押送回家，一路被训斥，我哭着鼻子被锁在家里。那个"三姑娘"真是很委屈、很孤独啊，感觉到被抛弃、被嫌弃；似乎从那以后"三姑娘"就再也没有对二姐提出过任何要求。

原来，我的来访者的那个沙具及故事，触动了我的"情结"。真是谁难受就是谁的问题。在沙盘工作中，沙盘师如果对某些情景或某些沙盘有感受，这种感受首先是沙盘师自己的。我们要学会觉察它、认识它、接受它、处理它，让心灵得到成长。

我现在是教师、是妈妈了，以现在的身份或角色再去看看那时"三姑娘"的委屈，完全不算什么了。想想我过去，尽管没有口头再要求过二姐做什么，但给了她很多无端的"折磨"。"三姑娘"今后不会再让二姐"难受"了。

这次的督导让我真正感受到了，在沙盘情境中沙盘师与来访者心灵在一起共同生长的力量。

4.与门的"情结"亲密接触

沙盘师：莉莉

从学习沙盘心理技术开始，就常听老师说，周围的人都是你的无意识，你所拿的每一件沙具也是你的无意识的呈现。对我来说，这就是一个概念，什么时候我能觉察到呢？这几天我有幸做了中级班的陪伴，在陪伴中我总是有流泪不止的时候，是故事的情节吸引了我？还是看见别人的眼泪我就辛酸？开始我还强忍泪水，可是没有用，总是泪眼婆娑的。特别是我们同组的一个老师说起她小时候爸妈打骂的教育方式，让她变得坚强、遇事冷静时，我却流了好长时间的眼泪，我的后背冷冷的，但捕捉不到头脑中的画面，"它是我的什么无意识？"。带着疑问走在回家的路上，我一直在默默地想我浑身发冷的感觉，还指望晚上做个梦，但是没有梦。第二天一早去上课的路上，一个门的沙具（这是小组成员这几天经常拿的沙具）总会闪现出来。门的样子很漂亮，白色的，门两边有盛开的鲜花。进了教室，离上课还有10分钟，我找到那扇门拿在手里，细细地端详着，我的身上又有冷的感觉，而且冷得瑟瑟发抖，我能感觉到呼吸都有些急促了，不由自己地紧张。我静下心来感受这种感受，此时，我的头脑中一下子出现了一个画面：寒冬的一个晚上，忘记犯什么错了，我只穿着单薄的衣服就被爸爸推出门外，接下来就是一声重重的关门声，寒风从衣服的每一个缝隙钻进来，衣服被风吹在身上特别是后背冷似铁的感觉（此时那幅画面依然清晰、完整，这个印象太深刻了），只是不愿意去想那寒冷的夜晚，周围漆黑一片，瑟瑟发抖地站在门口的我，心揪在一起，害怕楼道里的黑暗，害怕被爸爸妈妈抛弃，害怕邻居小朋友笑话，想喊又不敢。本来以为从外婆家回到自己的家里是在妈妈的笑脸下、爸爸的关爱下生活，可是，现实却不是这样，我总是"犯错误"，他们又总是不原谅我，连弟弟有时也说："你不是我们家的，你是那个农村老太太（外婆）家里的。"原来，那一扇门拉动了我的这样一个"情结"。

我用心觉察它、感受它，我（小莉）多么希望得到爸爸妈妈的呵护啊。此刻上课铃声响起，我立即调动杨妈妈的角色，去抚慰小莉的委屈，浑身轻松了许多，两个肩膀之间顿时没有了皱巴巴的感觉，后背也没有了凉的感觉。然后以良好的状态投入到教学工作中。下了课，我马上拉着同伴跟她分享小莉的感受。想想我的过去，总是觉得自己不够好，做的工作就等着领导来找毛病。工作就是为了得到别人的认可，平时是想得到爸爸的认可啊！现在想来，这都不算什么了，我不会再为了得到爸爸的认可、得到领导的认可而努力了。我努力去做自己。第一次跟自己这样近的距离认识自己，真的是太快乐了。我要在以后的生活中做最好的自己。

5.我即是"她"，她即是"我"（图4-4）

沙盘师：小世庆

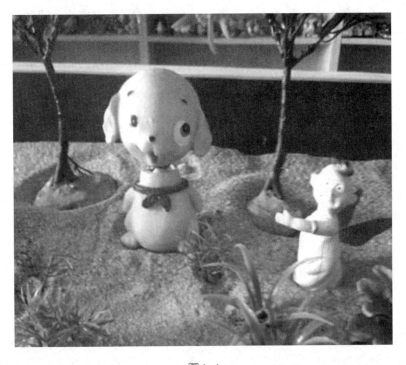

图4-4

看着沙盘里的那只小狗，我突然有了看见自己的感觉（图4-4）。大大的眼睛在俏皮地斜视着，两只手背在身后，还晃动着脑袋。哈哈，这不就是一个活脱脱的我吗？呆萌中带点顽皮，透着小小的坏儿。在社会中的我师道尊严，一本正经，其实和我接触较深的人都知道，我是个爱出其不意的"小坏孩"。清楚地记得，有一次朋友们一起喝酒，有一个朋友端着一杯白酒站在前面问大家："你们说喝多少我就喝多少！"话音未落，我高喊一声："干了！"这位朋友只好当众喝光。事后同事问我："你哪来的胆子？可不像你呀！"我自己知道我的乖乖女形象背后的那个"小坏孩"。可是这个小坏孩子做了意想不到的事时，自己并不快乐。

　　说来也奇怪，在沙盘室做了不少次沙盘了，这只小狗我还是第一次看到。问老师："才买的？"老师说一直都在。我的心里一惊："今天她来找我了。"当我摆完整个沙盘，我更加明了，今天我是为她而来。老师说："再看看？"我闭上眼睛，"看着"这只小狗。她嬉皮笑脸："来呀，和我玩呀！和我一起玩吧！"我不声不响，继续看她，她伸出双手让我抱抱。我不动声色，默默注视。她的嘴角慢慢落下，大大的眼睛忽闪几下，几颗大大的泪珠滚下来。一阵刻骨铭心的孤单感袭上我的心头，我的眼角也湿润了。慢慢睁开眼睛，小狗依然望着我笑，在笑容的背后是孤单、是落寞。发生了什么事？我不知道；只知道这感觉是真实存在的，是不会因为我的意识压制而逃避的。我突然想起，小时候的我就像这只小狗，跟在哥哥的屁股后面转，赖着跟他玩；刚上幼儿园的时候我坐在凳子上哭，做点小坏事，就是想让老师早点叫妈妈把我接回家；小学时候的我要么是急于表现，要么是使点小坏儿，事事争先，不允许自己失败，希望得到更多的认同等。我突然醒悟到原来我内心这只祈求别人认可的"小狗"一直都在，可是却一直没有得到"认可"，她很落寞。这个"小狗"让我对自己有了觉察，她即是我，我即是她。今天，我借由这只小狗呈现在自己的面前，让我觉知，让我接受。

　　"小狗"是我自己的无意识，是现在的我自身许多问题的根源。当我发现了我内在的这只"小狗"时，我用自己现在体现人类积极心理品质的妈妈的身份去体会、觉察、认识、接受她，去觉察、认识、接受我内心的孤单时，似乎我的孤单不在了，我现在拥有太多的老公、女儿、朋友的爱，我早已被认可，我已不是单纯的那个渴望被别人接受的小女孩了，我还是一个能体现人类24种积极心理品质的妈妈、老师。每当在那个小女孩的很多需要无法实现而出现负性、否定情绪时，这个能体现人类24种积极心理品质的妈妈、老师都能及时出现，给小女孩以尊重、理解、信任、包容接受、支持、关爱，因此我并不寂寞了。

　　感谢沙盘，它总是尽其所需地物质化和尽可能地精神化；或者尽可能地物质化和各尽所需地精神化。感谢老师，她的陪伴让我可以安全地投入。感谢我自己，借助沙盘我正在进行自我探索。感谢这只小狗，她即是我，我即是她。

　　当走出沙盘室，小女孩迈着轻松的脚步几乎跑起来……

6.沙盘，感受与意象之门

沙盘师：建峰

知道体验式团体沙盘高级班培训要开课后，我有些犹豫，不确定是否参加。直到开课的头晚我做了一个梦：自己要去一个重点中学上课，路上雾很大，走着走着凭感觉向左转走小路，一直往前走就到了。后来越走雾越大，我穿过了一个小村庄后，基本啥也看不见了，心想不行，得往回返走大路。返回的路上遇到可能也是去上课的几个人，告诉他们前边雾很大，他们还往前走。返回大路后雾小了些，往前走不远就到了一座大桥，桥下是一条大河，水流湍急。我心想，幸亏没走小路，否则肯定过不了河。桥头有一个公交站牌，有两个女孩在站牌边指指点点，说坐这路车就到那个中学了；我就走到桥上。后来我醒了；于是，早晨毅然报了名。

2015新年的第一天，连续4天2夜的体验式团体沙盘高级班课程开始了。放松、音乐、呼吸，找到自己的感觉，做沙盘，表达、分享……没有人知道下边会发生什么。

舞动、扮演、冥想、意象、做沙盘，表达、分享……

在小组里，让自己感动的人和事的回忆、做沙盘、表达、分享；自卑与超越感受、做沙盘、表达、分享；感恩的回忆、做沙盘、表达、分享；自己最心爱的人给自己的感觉、做沙盘、表达、分享；生命中合作的回忆、做沙盘、表达、分享……我们反复地练习，时而感动落泪，时而愤怒争吵，时而深情相拥，时而温暖相握。这些慢慢唤醒了我们尘封已久、被忽略已久的感受、感觉，沙盘清晰、明了的意象化让我看到了那个饱受委屈、压抑、漠视、孤独的自己，看到了自己在各种面具之下，依然还是一个渴望关心和温暖的孩子。

音乐、静坐、呼吸、感受、冥想：如果要送给自己内在的小孩礼物，你会送什么？慢慢地，我头脑中浮现了一个宝葫芦的意象。做沙盘、表达，分享：葫芦摇一摇，变出了关爱的怀抱；葫芦摇一摇，给出了生活的方向；葫芦摇一摇，变出了给孩子的坚实臂膀；葫芦摇一摇，变出了一路的鲜花；解说，再解说。期间，我的肚子感觉暖暖的，慢慢弥散到全身。第一次，我把自己拥有的温暖传递给了一起分享的朋友。

感谢我们小组中三位可爱的女士，是你们让我找回了那个迷失的小男孩，是你们让我看到了那个拒绝、脆弱、逃避的小男孩儿，是你们让我看到了小男孩心里的渴望。

高级班课程在保密宣誓和刘若英那温暖的歌声中结束了，看着刘大大和于妈妈远去的背影，我突然感到，那个小男孩儿还在努力寻找爸爸妈妈温暖的怀抱，还在念念不忘小时候爸爸妈妈把自己送到亲戚家寄养的情景，还有很长的成长之路要走……

后记

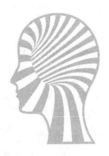

在完成书稿准备写这篇后记时，迟迟不能落笔……

提笔时才体会到，我对沙盘心理技术在中国20年的厚重发展的感受，真的难以用文字来表达。

我一直心怀感恩于沙盘心理技术在中国二十年的发展成就，给了我推广体验式团体沙盘心理技术的可能。1995年山西大学范红霞教授的第一篇介绍沙盘的论文，让沙盘走入中国的大门。随后，我的博士生导师申荷永教授从沙盘的故乡瑞士回国后，强烈的民族使命感令他把浓郁、深厚的中国文化更加全方位地糅进了分析心理学和沙盘，带领庞大的团队孜孜不倦地传播、耕耘二十多年，使分析心理学和沙盘中的中国文化内涵更加厚重、清晰、深入、具体；张日升教授及其团队辛勤地推广、传播箱庭疗法二十多年，也取得了骄人的成就；近年来，魏广东教授的团队在沙盘心理技术的教学、研究、应用、培训等方面也做了大量实际而有成效的工作。正因为有他们积极的努力，才使得沙盘心理技术在中国有了很高的知名度，并在教育系统、医疗系统、公安和司法监管系统、企事业单位和社区街道等得到了普及应用；也获得了可观的研究成果，如大批论文和专业书籍等；以及在全国范围内多个心理咨询和治疗专业团体都把沙盘心理技术作为不可或缺的理论和技能培训的内容；并也得到政府部门的支持与重视，以及商业人士的青睐和浓烈兴趣，等等。这些也正是我进行沙盘心理技术本土化应用研究的精神基础与物质基础。我幸运我是站在这些巨人们的肩上，享受着他们的这些成果的同时，以感恩的心态做着我喜欢的也自认为是把沙盘在中国深入、广泛、持久用起来的工作，并在这个过程中获得自愈。

我个人以为沙盘心理技术进入到中国二十年，已基本完成引入、推广、消化、吸收的过程，现在的主要任务应该是将来自欧美、日本的有关沙盘（箱庭）的理论、技术、方法等进行整合，使之更加适合中国国情、具有中国特色，也就是我们沙盘心理技术的服务对象要面向大多数人，为大多数人服务，把大量闲置沙盘设备深入、广泛、持久地应用起来！这就首先需要培养一批既能进行个体一对一沙盘工作、更能进行团体沙盘工作的合格沙盘师。为此探索过程中，"体验式教学"、"团体心理辅导治疗"、"螺旋心理剧"、"积极心理学"、"王阳明心学"等学说、理论、理念和技术，给了我诸多启示和实际的帮助。我信奉"得过病的医生会是更好的医生"！如果能让每一个学习者都以来访者身份感受成长过程（既有人格的成长、也有技能的学习），在沙盘体验中感受与理解无意识，体会意识与无意识的多层次沟通对话，他的个人情结就会开始得到处理，"共情"的人格特质就会更多地内化并呈现在沙盘师角色的人格结构中。同时我们也可以借助团体的动力，让每一个学习者在小组中进行沙盘师和来访者的角色互换，互为镜照，建立彼此的安全感，加强感受性训练，感受沙盘工作"不分析、不解释、不评价、不判断、重感受、重陪伴"的工作原则所提供的安全感；并通过悟性体验，理解与掌握沙盘工作"以游戏的心态积极、认真、用心参与，带着关爱陪伴、守护、观照，耐心倾听和等待（静待花开！），默默欣赏，用心感受，必要时的真诚分享"的工作过程。我们以结构式团体体验的方式进行沙盘心理技术的培训，亦即体验式团体沙盘心理技术培训，通过五年多的时间，在全国的50多个城市进行了深入、广泛的沙盘心理技术培训，学员已达5000多人。

中国人口众多，沙盘心理技术走本土化发展之路势在必行。体验式团体沙盘心理技术把着力点放在各行业的应用上，努力要把闲置的沙盘设备尽可能地用起来，努力把沙盘心理技术在中国广泛、深入、持久地应用下去。基于这个目标，我们后续的大量工作会集中在针对某应用领域的特定具体人群的沙盘心理技术应用研究和经验交流上，争取在技术和技术流程等方面达成共识，并逐渐建立区域性甚至全国的沙盘心理技术应用的相关指导原则和标准（操作、培训、考核等）。同时也要加强国际间的应用交流，让具有中国本土化的沙盘心理技术理念、培训和应用成果冲出国门，走向国际。

在此，我特别感谢我的合作伙伴于晶教授，她的学科综合能力、教学能力、研究能力，特别是超强的行动力、创造力和踏实肯干的垦荒牛精神，为体验式团体沙盘心理技术的开发、培训与应用起到了卓越的、积极的、不可或缺的作用。感谢大连教育学院的李玉荣主任首先把体验式团体沙盘心理技术首先引入了大连，并在大连的中小学进行了广泛的推广与应用。感谢大连的曲云霞、邹萍、李灵、王东耀等教授的积极组织参与及在培训后的应用辅导，从他们身上我真切感受到了人的厚道和同行的支持。也要感谢澳门城市大学赵丹凤博士提供的有关神话心理剧与沙盘心理技术的研究成果。感谢各地的合作机构的伙伴及各行业沙盘爱好者给予的信任与支持，让体验式团体沙盘心理技术在各地、各行业的播种、生根、发芽并成长，使越来越多的人因为沙盘而受益。我更要特别感谢参加体验式团体沙盘心理技术培训学习的学员们，正是你们的积极参与、及时有效地反馈、具有建设性的意见和建议，让我们的培训越来越成熟、越来越受欢迎。真的体会到是我们的学员花钱教会我们成长！

最后，还要特别感谢北京大学的张伯源教授对我们体验式团体沙盘心理技术走本土化之路的认可和支持！因为有了张老和中国心理干预协会的大咖同僚们的鼓励、支持，我们会更有信心和动力把中国本土化的体验式团体沙盘心理技术深入、广泛、持久地在中国大地上应用下去，并努力让中国特色的沙盘心理技术走向世界。

刘建新

2016年4月

后记

参 考 文 献

[1] 王阳明著.朱孟彩编.传习录全解.北京：中国华侨出版社，2014.

[2] 王阳明著.王阳明全集（全译本）.北京：团结出版社，2014.

[3] 【美】博伊克，古德温著.沙游治疗——心理治疗师实践手册.田宝伟等译.北京：中国轻工业出版社，2012.

[4] 【美】布莱德威.沙游——非语言的心灵疗法.曾仁美等译.南京：江苏教育出版社，2010.

[5] 高岚，申荷永著.沙盘游戏疗法.北京：中国人民大学出版社，2012.

[6] 【瑞】茹思·阿曼.张敏等译.沙盘游戏中的治愈与转化：创造过程的呈现.北京：中国人民大学出版社，2012.

[7] 【意】伊娃·帕蒂丝·肇嘉著.沙盘游戏与心理疾病的治疗.刘建新等译.广州：广东高等教育出版社，2006.

[8] 张日昇著.箱庭疗法.北京：人民教育出版社，2006.

[9] 申荷永著.沙盘游戏（理论与实践）/心灵花园沙盘游戏治疗丛书.广州：广东高等教育出版社，2004.

[10] 申荷永著.荣格与分析心理学.北京：中国人民大学出版社，2012.

[11] 【美】阿兰·卡尔著.积极心理学——关系人类幸福和力量的科学.郑雪等译.北京：中国轻工业出版社，2008.

[12] 【美】卡罗尔·S.皮尔逊.影响你生命的12原型.张兰馨译.北京：中国广播电视出版社，2010.

[13] 【瑞】荣格.红书.中央编译出版社，2013.

[14] 斯特恩著.荣格心灵地图.朱侃如翻译.台北：台湾立绪文化事业有限公司，1999.

[15]【瑞】荣格著.心理类型——荣格作品集.吴康译.上海：上海三联书店，2009.

[16]【瑞】荣格著.未发现的自我（精神分析经典译丛）.张敦福译.北京：国际文化出版公司，2007.

[17]【瑞】维蕾娜·卡斯特著.人格阴影——起破坏作用的生命力量.陈国鹏译.上海：上海译文出版社，2003.

[18]【瑞】荣格著.荣格性格哲学.李德荣编译.北京：九州出版社，2003.

[19]【美】艾伦伯格著.发现无意识.刘絮恺等译.台北：台湾远流出版事业股份有限公司，2003.

[20]【日】铃木大拙[弗洛姆].禅与心理分析.孟祥森译.海口：海南出版社，2012.

[21]【瑞】杰弗瑞·芮夫.荣格与炼金术.廖世德译.长沙：湖南人民出版社，2012.

[22]【瑞士】荣格.分析心理学的理论与实践.成穷，王作虹译.南京：江苏译林出版社，2014.

[23]【瑞士】马里奥亚考毕.相遇心理分析：移情与人际关系.刘建新，申荷永译.广州：广东教育出版社，2007.

[24]【英】米克库斯.舞动治疗.肖颖，柳岚心译.北京：中国轻工业出版社，2009.

[25] 孟沛欣著.艺术疗法——超越言语的交流.北京：化学工业出版社，2009.

[26] 高天编著.音乐治疗导论.北京：世界图书出版公司，2008.

[27]【美】鲁道夫·阿恩海姆著.艺术与视知觉.滕守尧，朱疆源译.北京：中国轻工业出版社，1984.

[28] 于晶.形象设计师（基础知识）.北京：中国劳动社会保障出版社，2015.

[29] 【美】约瑟夫·坎贝尔，比尔·莫耶斯.神话的力量——在诸神与英雄的世界中发展自我.朱侃如译.沈阳：北方联合出版传媒股份有限公司，2011.

[30] 【德】海勒著.色彩的性格.吴彤译.北京：中央编译出版社，2013.

[31] 【瑞】荣格.原型与集体无意识.徐德林译.北京：国际文化出版公司，2011.

[32] 赵丹凤.神话原型心理剧模型建构及效果研究.澳门城市大学博士论文，2016.